Macrobiótica fácil

BLANCA HERP

Redbook

© 2018, Blanca Herp
© 2018, Redbook Ediciones, s. l., Barcelona

Diseño de cubierta: Regina Richling
Diseño de interior: Primo Tempo

ISBN: 978-84-9917-521-8
Depósito legal: B-3.749-2018

Impreso por Sagrafic, Plaza Urquinaona 14, 7°-3ª 08010 Barcelona
Impreso en España - Printed in Spain

Índice

Por qué macrobiótica

Salud y longevidad

La palabra «macrobiótica» (del griego *Makrobios*, unión entre *makros*: grande, extenso y *biosis*: vida) define el arte de la longevidad y de la vida sana que personas en diferentes épocas y lugares han practicado basándose en una relación equilibrada con el orden de la naturaleza.

La macrobiótica es mucho más que una dieta para vivir con mejor salud: es una filosofía de vida cuyos acentos orientales (tanto del taoísmo chino como de la cultura tradicional japonesa) se nos ofrecen como un camino excelente para lograr el equilibrio físico, emocional y espiritual.

La primera constancia de esta palabra la encontramos en el siglo V antes de Cristo, con Hipócrates, para llegar después hasta el siglo XVIII con el tratado más famoso y difundido del filósofo y médico alemán Christophe W. Hufeland: *La macrobiótica, o el arte de prolongar la vida*, en el cual, entre otras cosas, se invita al lector a seguir una dieta sencilla a base de cereales y verduras.

Hoy conocemos la macrobiótica como un sistema que permite resolver un buen número de trastornos mediante la nutrición. Sin embargo existen miles de personas en todo el mundo que la adoptan sin padecer ninguna dolencia concreta, simplemente como una buena opción para alimentarse de manera más equilibrada y disfrutar de una buena salud y larga vida.

Yin y yang

A principios del siglo XX, Georges Ohsawa dio forma en Japón a la macrobiótica moderna. Después de amplios estudios y análisis de las relaciones que hay entre ambiente, alimentación y salud, elaboró una filosofía de vida en la que la alimentación ocupa un lugar esencial. Ohsawa integraría medicina tradicional, filosofías orientales y medicina occidental, y basó su propuesta en el principio de «yin» y «yang», un concepto cosmológico tradicional que había aparecido en China muchos siglos antes, durante la mítica «Edad de los Tres Emperadores».

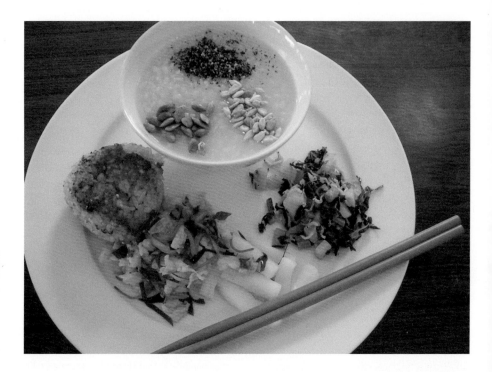

Aplicado a los campos más variados, el principio de yin y yang, las dos fuerzas complementarias y opuestas sobre cuyo movimiento se rige el universo, se difundió por todo el Extremo Oriente, influyendo también en la medicina y en la alimentación tradicionales japonesas.

Naturaleza y Universo

Yang es la concentración de la energía, la tendencia al dinamismo, a la actividad, a lo positivo; físicamente se manifiesta con la tenacidad, la firmeza, la dureza, la concentración activa, el calor, el color rojo-amarillo.

Yin es el vacío de energía, la tendencia a la inercia, a la pasividad, a lo negativo; físicamente se manifiesta con la inconsistencia, la dilatación pasiva, el frío, el color azul-verde.

En la alternancia del día con la noche, o en el paso de las Estaciones, o bien en los mundos vegetal y el animal… encontraremos infinidad de ejemplos en todas partes. Durante el día hay más luz y calor, por consiguiente es yang, mientras la noche es el opuesto, oscura y fría, o sea yin. El amanecer y la puesta de sol son a su vez períodos de transición entre los dos, que se alternan en un ciclo de continuo cambio.

Así también las estaciones: el verano es yang porque hace mucho calor, la luminosidad es intensa, el follaje está en el período de máximo apogeo, mientras que el invierno es yin y está caracterizado por días más fríos y más oscuros, la vegetación está en fase de hibernación y repliegue. En este esquema, la primavera y el otoño son períodos de transición.

Los animales, son en general activos y dotados de sangre caliente: cazar, volar, saltar y zumbar, son todas actividades yang. Las plantas en cambio son frías, silenciosas y estáticas; en otras palabras, son más yin.

La macrobiótica es una filosofía de vida cuyos acentos orientales se nos ofrecen como un camino excelente para lograr el equilibrio físico, emocional y espiritual.

Lo que comemos

Como parte de la Naturaleza y del Universo, los seres humanos somos inseparables del entorno, y la alimentación es el intermediario más importante. Lo que comemos modifica la calidad de nuestra sangre, de nuestro cuerpo y de la mente, y es eligiendo y preparando conscientemente nuestros alimentos cotidianos que nos adaptaremos y armonizaremos con el ambiente que nos rodea. Tanto Ohsawa, como Michio Kushi –otro gran pionero de la macrobiótica tal como hoy la conocemos– y muchos otros, procuran enseñar un modo correcto de elegir y preparar los alimentos siguiendo leyes de la Naturaleza, como la de las fuerzas de yin y yang, para permitir a cada persona mejorar la calidad de la propia vida.

Reglas dietéticas para el equilibrio

La macrobiótica propone que todos podamos disfrutar de una vida larga y plena, vital, realizada… con un tipo de alimentación que permite establecer un equilibrio armónico entre nuestro ambiente interno, la sangre, y el ambiente exterior.

La cocina macrobiótica se rige sobre una serie de reglas dietéticas a las cuales podemos ajustarnos con cierta flexibilidad, como resultado de una búsqueda continua y personal, individualizada, del propio bienestar y equilibrio.

Existe una serie de principios, pero **no existe una regla válida para todo el mundo**. Se trata de criterios generales que cada uno adaptará a sus propias circunstancias. La idea de la que nace la dieta macrobiótica es simple y se basa en el principio del equilibrio y de la armonía: nuestras necesidades alimenticias están determinadas por la situación geográfica y climática, por el tipo de actividad desarrollada y por nuestra constitución.

Saber cocinar teniendo en cuenta estos factores (y no las consabidas y genéricas tablas calóricas y alimentarias) nos lleva a ser protagonistas de verdad a la hora de gestionar la propia salud: es la nutrición que pone en marcha nuestras actividades vitales y que, usada con negligencia y desmesuradamente, puede también apagarlas.

Conocer los alimentos

Para practicar la macrobiótica deberemos ante todo aprender a **conocer los alimentos**. Ante todo vale la pena tener en cuenta que los métodos modernos de tratamiento y de refinado de los alimentos, les quitan sus sustancias naturales completas y energéticas, y por eso tienen un efecto nocivo sobre nuestro estado de salud físico y mental. Uno de los ejemplos más característicos es el del grano de trigo cuando se muele para obtener harina blanca: se le elimina el valiosísimo y esencial germen, elemento vital y nutritivo, que en cambio sí está presente en las buenas harinas, panes y pastas integrales.

Se dice que cada ser, animal o planta, que vive sobre la tierra, contiene los componentes del universo entero. Los alimentos integrales (no refinados o elaborados) se presentan en una condición que mantiene en el alimento todos los elementos que, aunque contenidos en pequeñísima cantidad, desarrollan una obra esencial para nuestro bienestar.

Cada alimento integral es la combinación única de vitaminas naturales, oligoelementos, ácidos grasos insaturados,

factores de crecimiento… Todos ellos con su función específica y con una finalidad que supera ampliamente los resultados de la ingestión de los mismos componentes separados artificialmente.

Ejemplos básicos

Un ejemplo elemental: la elaboración y el refinamiento de los alimentos les priva de sus componentes naturales completos, integrales, y los vuelve desequilibrados. Esto provoca la alteración del proceso digestivo, e instaura notables carencias nutricionales a las que se trata de remediar con fármacos. Es decir, que se aportan, desnaturalizados, elementos eliminados durante la elaboración de los alimentos, como por ejemplo la vitamina C cuando tenemos un resfriado.

Para seguir una dieta macrobiótica **conviene utilizar lo más posible alimentos integrales y biológicos** (no tratados en origen ni con sustancias químicas que los vuelven nocivos al procesarlos o para que se conserven más tiempo).

La alimentación macrobiótica es básicamente vegetariana, si bien incluye pescado en cantidad moderada (alrededor de una vez a la semana). A veces puede parecernos que, por ejemplo, los tomates o la miel están «prohibidos», cuando lo que en realidad ocurre es que, según la clasificación macrobiótica de los alimentos, lo que sucede es que se sitúan alejados del centro, del equilibrio, y que por tanto, al colocarse más en los extremos yin o yang, nos obligarán a intentar equilibrarlos con otros alimentos extremos.

Podemos nutrirnos de todo lo que es comestible y digerible, tanto si pertenece a los reinos animal o vegetal. Lo que ocurre es que podemos encontrarnos con alimentos muy «densos» (carnes, queso de bola...) que será mejor evitar o bien comer muy de vez en cuando, si se trata de personas sanas que prefieran seguir esta dieta de forma más ligera.

Para comprender qué es mejor elegir y porqué, para la preparación de nuestras comidas, nos ayudarán las observaciones hechas por Michio Kushi, que fue alumno de Ohsawa y, como él, incansable divulgador del pensamiento macrobiótico y de la aplicación práctica de los principios del yin y yang (ver información y bibliografía en págs. finales).

Alimentos yin y yang

La filosofía macrobiótica clasifica en dos categorías principales los múltiples alimentos que sirven para nutrirnos: los alimentos yang (mayoría de origen animal) y los alimentos yin (mayoría de vegetales). Como vemos en la Tabla 1, cada categoría ordena cuidadosamente los alimentos un poco más yin o yang, según se trate.

Puede decirse en general que los **alimentos yang** contienen más sodio, poseen sabor salado, poco dulce o picante, tienen un grado más alto de alcalinidad. Mientras que los **yin** contienen más potasio, unos sabores ácido, amargo, muy dulce o aromático y un grado más alto de acidez.

Para preparar comidas equilibradas podemos combinar varios ingredientes entre sí, aprovechando sus diferentes características para acentuar o atenuar su efecto.

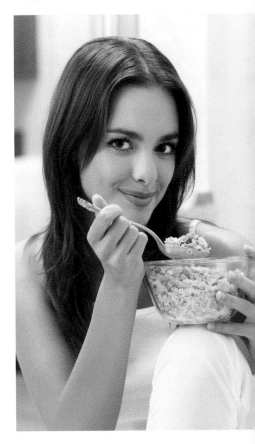

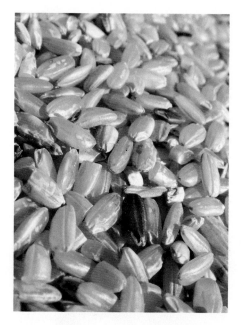

Para encontrar este equilibrio los alimentos se pueden también 'yanguizar' y 'yinizar' utilizando el fuego, la presión y el tiempo de cocción.

Es una ley biológica que la vida animal dependa del reino vegetal, porque son las plantas las que transforman las materias primas naturales en elementos digeribles. También las personas, que constituyen el anillo más reciente de la cadena alimenticia, dependen directa o indirectamente de la vida vegetal.

Gracias al estudio de grupos étnicos especialmente longevos y a la experiencia se ha comprendido que hombres y mujeres lograrán mejorar su estado de salud y potenciar sus energías vitales privilegiando el consumo de sustancias vegetales:

tomando nuestros alimentos del reino animal, las materias primas fundamentales para nuestra vida las ingerimos alteradas y desequilibradas, algunas demasiado concentradas y otras incluso desaparecen.

Con todo, como hemos dicho, la macrobiótica no es un régimen estrictamente vegetariano aunque se acerque a ello; simplemente aconseja introducir en la cocina algunos principios que permitan alcanzar cierto equilibrio. Seguramente ése es, junto a sus efectos beneficiosos para la salud uno de los motivos de su gran éxito en todas partes.

Los dientes y el cráneo humanos

Tanto Ohsawa como Kushi nos recuerdan que la dentadura humana (número de dientes, su distribución y función) muestra que su misión principal es triturar cereales, legumbres y semillas. Premolares y molares, en efecto, son los más numerosos (veinte); la presencia de los ocho incisivos sugiere que en el segundo puesto esté el desmenuzamiento de los vegetales y que los cuatro caninos (un sólo octavo del total) demostrarían como la masticación de alimento animal ocupa el último lugar. Esta consideración lleva a establecer una proporción precisa entre las diferentes categorías de alimentos: entre semillas de cereales, verduras y alimento animal la proporción debería ser de 5-2-1 y por consiguiente entre todo el alimento vegetal y el animal de 7 a 1.

Un poco de historia

Georges Ohsawa o Yukikuzu Sakurazawa (Kyoto, 1893-Tokio, 1966), diseñó y enseñó una filosofía de nutrición y de estilo de vida. Su discípulo principal la daría a conocer en EE.UU., en donde se hizo muy famosa a partir de la década de 1960. Se basa en una versión del concepto tradicional de fuerzas yin y yang en el Universo.

Ohsawa nació en una época de los trastornos sociales. La «restauración Meiji», puso a las puertas de la modernidad todo el sistema de vida ancestral japonés. En la adolescencia se diagnosticó tuberculosis (de la que habían muerto varios miembros de su familia) y se curó con un método natural (del Dr. Sagen Ijizuka) que preconizaba la curación de las enfermedades sin medicamentos equilibrando, en la alimentación, la relación entre el sodio y el potasio. Este sistema, que tuvo mucho éxito, ya era una adaptación científica de la antigua tradición médica de Extremo Oriente, basada en el principio del equilibrio entre el Yin y el Yang.

A partir de entonces Ohsawa profundizó sobre este método y, a través de sus propios estudios e investigaciones, lo ampliaría hasta convertirlo en una buena parte de lo que hoy conocemos como Macrobiótica. Durante el resto de su vida quiso demostrar que, aplicando los principios de su enseñanza, se podrían resolver los problemas y conflictos que atormentan la humanidad.

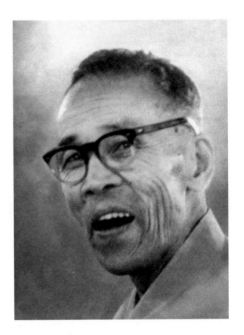

Ohsawa escribió cientos de libros con este objetivo, ayudó a miles de enfermos mediante su método de alimentación, colaboró con técnicos y científicos y divulgó numerosas disciplinas extremo-orientales.

A partir del 1953 comenzó a enseñar de forma sistemática en diversos puntos del mundo: hizo largas estancias en Francia y Bélgica, y en otros lugares de Europa y EE.UU., en donde logró poner en marcha grupos de estudio y centros permanentes, periódicos, restaurantes y fábricas de productos macrobióticos (una de las más conocidas es «Lima», en Bélgica, que lleva el nombre de su esposa).

Ohsawa dejaría tras él bastantes discípulos y muchos seguidores. Algunos se convirtieron en profesores de macrobiótica, como Herman Aihara en California, Tomi Kikuchi en Brasil, Michio Kushi en Boston, EE.UU.) o René Lévy en Saint-Gaudens (Francia), recientemente desaparecido.

Sus enseñanzas

Las enseñanzas de Ohsawa corresponden al «Principio Único», o principio último del universo. La cosmología extremo-oriental en la que se basa (Taoísmo, Vedanta, budismo Mahayana, budismo Zen ...) parte de la constatación de la existencia de dos fuerzas primordiales, opuestas pero complementarias, que con sus interacciones crean todos los fenómenos del mundo finito o manifestado. Es un principio al que llama del «monismo polarizable»: las dos fuerzas son la manifestación del Uno y buscan continuamente el equilibrio para recrear o restablecer la unidad. Se trata de una realidad verificable, que cualquier pesona puede comprobar y que, por su simplicidad, puede aplicarse fácilmente para resolver cualquier problema concreto de la vida, en cualquier dominio.

Con todo, considera que esta antigua forma de conocimiento ha sido adulterada y deformada al perder su aspecto práctico y convertirse en pura metafísica. De ahí su intención de presentar una nueva interpretación, simplificada, actualizada y adaptada a la mentalidad moderna, materialista y científica.

La concepción de Yin y Yang que Ohsawa propone es física, lo que explica las aparentes contradicciones con otras disciplinas tradicionales. En la acupuntura, por ejemplo, ciertos órganos se consideran Yin porque se abordan desde el punto de vista metafísico (energético, en este caso); en cambio, según la enseñanza de Ohsawa, estos mismos órganos se consideran Yang, al considerarlos desde el punto de vista físico, de la estructura.

El estado de salud

Ohsawa atrajo la atención sobre la influencia primordial de la alimentación, no sólo sobre la salud, sino también sobre el comportamiento y el entendimiento. Consideraba el hecho de obtener una «buena salud» como el fundamento para desarrollar un entendimiento capaz de poder captar la globalidad o la realidad.

Su noción de «buena salud» varía de la que normalmente conocemos y admitimos: no se trata sólo de «sentirse bien» o de «no estar enfermo», sino de alcanzar un estado de espíritu que nos permita lleva una vida libre e independiente.

Ohsawa publicó más de trescientas obras escritas directamente en varios idiomas. También desarrolló una serie de esquemas y tablas explicativas que fue afinando a lo largo de los años

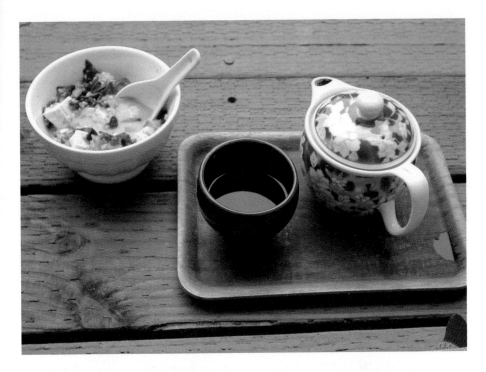

hasta presentar de forma definitiva a finales de los años 50. Junto a sus teorías sobre el orden del Universo y los temas de salud y enfermedad, mostró cómo equilibrar las comidas, al clasificar los alimentos en Yin y Yang. Dio pautas que permiten a cada uno encontrar una dieta equilibrada y adaptada a cada caso, para lo cual hizo innumerables experiencias sobre sí mismo para estudiar los efectos de los diferentes alimentos, como muestra en alguno de sus libros (*Macrobió-tica Zen*; ver bibliografía).

Insistió en que las cosas no se deben creer ciegamente, sino que hay que verificarlas y comprenderlas por uno mismo: «Tened confianza en vosotros mismos, en vuestro entendimiento, seguid vuestro propio camino. No os fiéis de ningún maestro: hay que escuchar, practicar, constatar y comprender por vosotros mismos. ¡Sed libres!» (conferencia en París, 1959).

Michio Kushi (Japón, 1926-Boston, 2014) Tras su graduación en la Universidad de Tokio y en la Universidad de Columbia de Nueva York, se convirtió, tras la desaparición de Ohsawa, en el profesor, divulgador y consultor de macrobiótica más famoso en Occidente.

A partir de su encuentro con Georges Ohsawa dedicó su vida al estudio y difusión de la macrobiótica y la medicina oriental en todo el mundo (de su seminario en Barcelona de 1977 existe un libro; ver página final). Fue también el creador del Instituto Kushi en Boston EE.UU. y publicó decenas de libros dedicados a la macrobiótica. También fue el creador de algunos de los modelos teóricos de alimentación macrobiótica.

«Michio Kushi tenía una habilidad especial para inspirar a la gente», comenta John Kozinsky, estudiante suyo durante muchos años y ahora consultor macrobiótico en Estados Unidos. «Michio inspiraba a la gente de tal modo que se ponían a estudiar los temas que aparecían en sus charlas, como el diagnóstico facial, el 'Nine Star Ki' o el uso de los alimentos de forma medicinal. Al cabo de los años muchos de estos estudiantes superaron a Michio Kushi en los temas específicos donde habían decidido profundizar. Michio era muy bueno encendiendo la chispa».

Michio murió a los 88 años. Su contribución al mundo de la salud es grande y notoria, pero no disfrutó de una vida libre de controversias, ya que él mismo fumaba y bebía café. Por otra parte, para los interesados en las incidencias de él y de su familia con el cáncer existe un interesante post de su hijo Phiya Kushi («*Cancer in the family: how and why it happened*»)

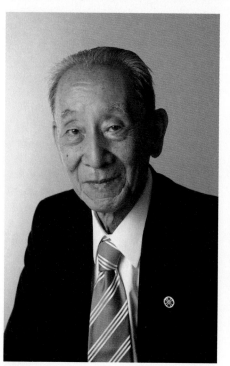

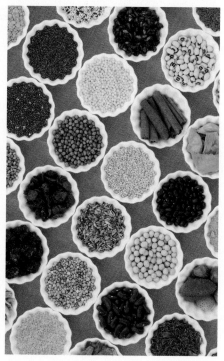

Añadir yin o yang a los alimentos

En contra de lo que suele creerse, en macrobiótica no existen alimentos «prohibidos». Simplemente hay algunos alimentos muy alejados del equilibrio que protagonizan el arroz y los cereales. Y entonces es bastante más difícil que podamos equilibrar sus efectos, excesivamente «yin» o «yang».

«La enfermedad es la prueba de la violación del orden del universo.».
Georges Ohsawa

de raíz, que son más resistentes al calor, y al final las hojas verdes, que deben conservar las vitaminas más sensibles al fuego.

Cómo «yanguizar» o «yinizar» los alimentos

Al cocinar los alimentos influimos en su energía. Como veremos, podemos «yanguizarlos» añadiendo más yang, o «yinguizarlos» añadiendo más yin.

• Para yanguizar los alimentos, los coceremos más tiempo en la sartén con unas gotas de aceite y un fuego más fuerte y más sal. Asimismo, destaparemos la olla para que los componentes más yin se volatilicen, liberando y evaporando los ácidos.

• Para yinguizar las cocciones deben ser más cortas, más rápidas, con más cantidad de agua y con movimientos expansivos, como en el caso de los fritos.

El orden en que se colocan los alimentos también va de yang a yin. Es decir, primero colocamos las verduras

Cortar los alimentos

La forma de cortar los alimentos también puede ser más yin o más yang. Según el tamaño y forma de los cortes, que pueden ser grandes o pequeños, cuadrados, redondos, triangulares, en media luna, en dados, a tiras, a la jardinera, en juliana, etc. Normalmente se aprende enseguida en los cursos de macrobiótica: los hay para todos los niveles, tanto si queremos simplemente aprenderla a practicar en nuestra cocina y poco más, como para los que quieran dedicarse profesionalmente (los estudios pueden ser realmente complejos).

Formas de cocinar los alimentos

Aunque varían ligeramente según cada autor, hemos recogido las formas de cocinar más comunes ordenadas de más yang a más yin. (Encontraréis más información a lo largo de este libro).

17

MÁS YANG

• **Horneado (300 °C):** es lo que más calor o yang nos aporta. La yanguización es excesiva y se debe evitar.

• **Fritos (250 °C):** también aportan mucho calor, pero menos que el anterior. Además tienen la desventaja de que el calor desnaturaliza las grasas vegetales, transformándolas en saturadas y muy poco saludables.

• **Plancha:** es una forma de calor de golpe, traumático, que rompe la energía de algunos alimentos.

• **Estofados:** es un yang más suave, porque interviene el agua y el fuego lento. Es muy recomendable para hombres y en épocas de frío.

• **Salteados:** se hacen con una gota de aceite y fuego fuerte, pero en poco tiempo. Es muy frecuente en China, la verdura queda al dente o crujiente y apenas pierde propiedades.

• **Hervidos:** a medida que aumenta el tiempo de cocción, aumenta el yang; por ejemplo, una verdura se hará más yang a medida que esté más tiempo hirviendo.

• **Al vapor:** es la forma más aconsejable para la primavera, en que necesitamos más yin, y para los que tienen mucho yang. Es ideal para niños.

• **Escaldados:** adecuado para verduras de hoja. Se mete la verdura en el agua hirviendo durante un par de minutos y se saca (el agua no se utiliza).

• **Crudos:** se utilizan en forma de ensalada prensada o escaldada o en fermentación, nunca directamente crudos porque son indigestos.

MÁS YIN

¿Hay variedad suficiente de sabores en el menú?

¡Y tanto! La alimentación macrobiótica es una manera de comer mucho más versátil y variada de lo que podría parecer a primera vista. Se basa en el yin y el yang de personas y alimentos y pone énfasis en los cereales (50% de lo que comemos), legumbres (10-15%) y verduras (20-30%), pero posee valiosas herramientas para poder yanguizar o yinguizar en función de las necesidades de cada momento. El resultado es una variedad grande de sabores y menús mucho más apetitosos y sanos. Los alimentos de origen animal (pescado, básicamente) no se suelen tomar más de tres veces por semana y nunca sobrepasan el 15% del total de la comida.

En macrobiótica se comen a menudo excelentes **platos combinados** a partir de estas combinaciones. Imaginad por ejemplo un plato 'tamaño ikea' típico, con un poquito de cada. El resultado suele ser excelente para la salud.

Dichos porcentajes están pensados para nuestro país y los propuso Michio Kushi en su seminario de Barcelona de 1977. Desde entonces, y a partir de la experiencia práctica de estos últimos años, disponemos de excelentes propuestas dietéticas, como las de la **Cocina energética** en donde encontraremos excelentes expertos (Montse Bradford, el médico Dr. Jorge Pérez-Calvo), que, junto a grandes divulgadores, como Patricia Restrepo, muestran un buen camino de adaptación a nuestros climas y costumbres.

En cualquier caso, y aunque aquí las veamos de forma muy resumida, las formas de cocción son muy importantes para la macrobiótica.

Alimentos importantes

También te hablaremos de determinados alimentos menos conocidos que la macrobiótica considera fundamentales, como el miso, el tempeh, los fermentados pickles, la salsa de soja tamari, el condimento tradicional teka o el gomasio (sal marina con sésamo molido), y que deberían formar parte del menú diario en pequeñas cantidades.

Es también importante **respetar las proporciones** de los distintos alimentos que componen cada comida. Conviene que cada receta, cada plato, sea un despliegue de **variedad y ri-**

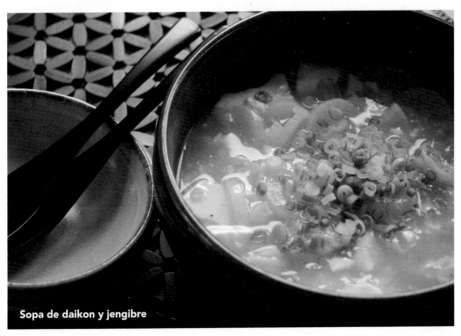

Sopa de daikon y jengibre

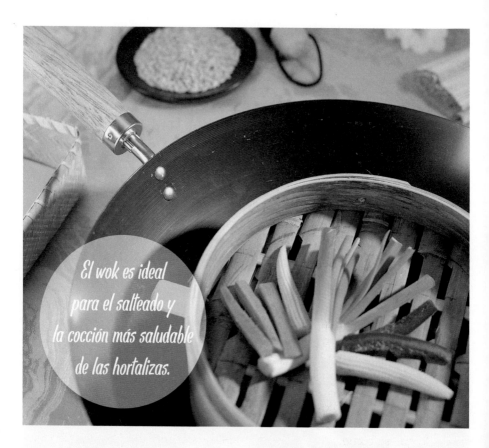

El wok es ideal para el salteado y la cocción más saludable de las hortalizas.

queza **nutricional** a base de cereales, verduras, algas, legumbres, proteínas y condimentos para que nos pueda aportar el equilibrio que necesitamos.

Menos líquidos.
¿Hay que beber tanto?
La macrobiótica defiende **un consumo menor de líquidos para no fatigar en exceso los riñones** y no crear retenciones y acumulaciones en el organismo. Dicho de otro modo, los líquidos, que son tan vitales para el organismo, no se obtienen a base de

beber litros y litros de agua al día, sino de la verdura y las sopas que ingerimos, y de las infusiones que, a veces, se toman después de cada comida. Por eso conviene **masticar mucho los alimentos,** para insalivarlos bien.

Todo el mundo aconseja ya una buena masticación de los alimentos, pero éste es un terreno en el que la macrobiótica presta una atención especial, que no conviene que olvidemos nunca: masticar y masticar. Parece sencillo, pero es una norma que requiere atención. La digestión empieza en la boca, y es la propia saliva la que ayuda ya a la posterior asimilación de nutrientes, a yanguizar el alimento y a proporcionar líquido al organismo. Lo ideal es masticar ¡entre 60 y 100 veces cada bocado!

Al principio puedes contarlos para concentrarte, pero enseguida verás que no es imprescindible hacerlo durante toda la comida... Basta con respetar al máximo el tiempo que se le dedicas a un acto vital tan importante y que lo hagamos de forma relajada, sin prisas, sin hablar de cosas fútiles que nos puedan llevar a engullir los bocados a medias y, sobre todo, sin angustia ni prisas.

Se trata de ser conscientes de la importancia que tiene cada bocado que ingerimos. Comer es dar vida a tu cuerpo y a tu mente, así que vale la pena dedicarle tiempo y atención. Masticando así se suele comer menos cantidad y se asimila mucho más –y mejor– lo que se come.

Sopa de miso

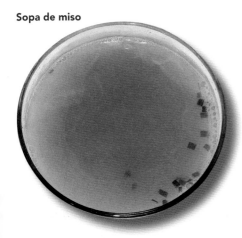

Alimentos yin, alimentos yang... y alimentos neutros

Como vemos, los alimentos pueden ser más o menos yin o yang. Se consideran neutros cuando poseen un equilibrio correcto de ambas energías. Esto tiene que ver también con sus características: olor y color, textura, acuosidad, sequedad, contenido en potasio o sodio, clima dónde se desarrollan, estación del año, etc.

Recordemos que la alimentación macrobiótica no es estrictamente vegetariana y **no prohíbe nada**. Simplemente recomienda que nos basemos en lo que se consideran alimentos «neutros» , es decir, cereales, semillas y legumbres, que son precisamente son la base de la cocina vegetariana.

Pero incluso en la clasificación de yin y yang existen matices, ya que pueden ser un poco, a medias o muy yin o yang. Puede parecer complejo, pero con un poco de práctica se aprende enseguida. Veamos otra manera muy resumida y sencilla de distinguirlos:

Los **más yang** son huevos, carnes, sal marina, aves, pescado y hortalizas y verduras de raíz muy cocidos. En cambio, los cereales, legumbres cocidas y verduras cocidas son **más neutros**. Y las verduras y frutas crudos, zumos, azúcares, alcohol y drogas son mucho **más yin**. En los textos de macrobiótica traducidos al español aparece a menudo la palabra «vegetales» para referirse a las hortalizas y verduras; no tiene más importancia.

Insistimos que no se trata de clasi-ficaciones rígidas, ya que todos pode-mos modificar la energía del alimento cuando lo preparamos o elaboramos en casa. Por ejemplo, si lo cocinas y le añades un poco de sal marina sin refinar (la refinada es mucho más yin) estarás aumentando su energía yang, y dentro de los métodos de cocción, unos son más yang que otros.

Todo aquello que altere el estado natural de un alimento incide en su equilibrio energético. Si lo desmenu-zas o lo cortas, le añades yin (porque al alterar su estructura pierde par-te de su energía yang). Por eso, los productos farináceos en general son mucho más yin que los cereales sin procesar, aunque las harinas integra-les sean superiores a las refinadas.

Pirámide macrobiótica de EEUU.

Mensual
(uso descartado, durante la transición o muy poco frecuente)

Semanal
(o uso ocasional)

A diario
(o uso regular)

Carne roja

Huevos y ave

Lácteos

Pescado y marisco
(preferible pez blanco)

Dulces (preferible grano dulce o fruta)

Semillas / Frutos secos

Frutas
(preferibles de cultivo local y de temporada)

Aceite vegetal
Aliños y condimentos (incluye sal marina, miso, salsa de soja tamari, shoyu y otros)

Legumbres
5-10% del peso total de la comida diaria
Incluye azukis, lentejas, guisantes, tofu, tempeh, natto y otros

Algas
Nori, wakame, kombu, arame y otras
(en pequeña cantidad)

Verduras y hortalizas
20-30% del peso total de la comida diaria
Equilibrar las hortalizas de hoja verde, redonda y de raíz
Preferiblemente cocidas y en menor proporción en ensalada o crudas

Pickles
de hortalizas variadas
en pequeña cantidad

Cereales integrales
40-60% del peso total de la comida diaria.
Incluir una mayor proporción de: arroz integral, mijo, cebada, trigo integral, avena y otros cereales integrales (maíz, trigo sarraceno)
En menor proporción: noodles, pasta, pan y otros derivados de la harina de cereales.

Del mismo modo, los zumos de frutas y verduras son también bastante yin porque son alimentos fragmentados y, además, se les ha desprovisto de la fibra, que es más yang.

Los alimentos se consideran neutros cuando poseen un equilibrio correcto de ambas energías.

Verás que hay un camino de aprendizaje en **el conocimiento de los alimentos**, sus propiedades, virtudes… **y cualidades**, que en realidad está al alcance de todos con un poco de práctica. Es más bien la fuerza de voluntad para seguir este sistema de alimentación lo que a veces cuesta. Por eso recomendamos encarecidamente ir introduciendo poco a poco los cambios en la dieta (ver «Transición a una dieta más sana en pág. 00) y recuerda que, normalmente, «los cambios rápidos no duran».

En la revista incluimos tablas y abundante información sobre los alimentos, incluidos los que más bien se recomiendan y los que no, incluidas sus cualidades yin y yang.

Puede verse enseguida que entre los alimentos que contienen más yin aparecen el azúcar, el té, el alcohol, el café, la leche, la nata, el yogur y la mayoría de las hierbas y especias. Mientras que entre los que contienen mucho yang destacan las carnes rojas, las aves, el pescado, los mariscos, los huevos, los quesos duros y la sal. y aquellos alimentos más neutros son los cereales integrales, la fruta fresca, las nueces, las semillas, las verduras de hoja verde y las legumbres.

Los líquidos y la macrobiótica

En circunstancias normales, nuestro organismo pierde alrededor de dos litros diarios de agua a través del sudor, la respiración y la orina. Esta cantidad aumenta si somos personas activas y bebemos líquido extra, o bien si hace calor, lo que obliga a nuestro cuerpo a un trabajo de excreción todavía mayor.

Es la sed el mejor mecanismo que nos indica la cantidad de líquido que necesitamos. Si no se tiene sed, no se necesita un aporte extra de líquido.

La norma moderna de beber dos litros diarios de agua aunque no se tenga sed sólo produce desequilibrio y trabajo añadido a nuestro sistema excretor (riñones). Este proceso tensiona nuestro cuerpo, sobre todo el aparato digestivo, y, especialmente,

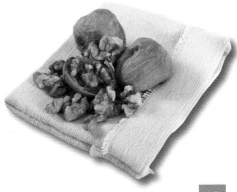

LOS «CINCO SABORES»

La sensación física del sabor se estudia con detalle en Medicina Tradicional China, que clasifica cinco sabores, aunque en un sentido diferente de lo que entendemos en Occidente. Por ejemplo, cuando los médicos chinos hablan de «eliminar el calor»… ¡no se refieren a que conectemos el aire acondicionado! Por el contrario, están abordando el «calor» interno, las energías internas. Los **Cinco Sabores** son: agrio, dulce, amargo, pungente y salado.

- **Agrio:** funciones absorbentes y astringentes, Alimentos: limón, vinagre.
- **Dulce:** frena, equilibra, tonifica y vigoriza en caso de fatiga. Alimentos: boniato, maíz, arroz.
- **Amargo:** seca la humedad y dispersa. A menudo elimina el calor. Alimentos: col rizada, huesos de albaricoque, ruibarbo.
- **Pungente:** dispersa, vigoriza y activa la circulación. Abre los poros y propicia el sudor. Alimentos: ajo, jengibre, menta.
- **Salado:** suaviza y disuelve el endurecimiento. Lubrica los intestinos. Alimentos: algas marinas.

El consumo de alimentos según los sabores beneficia los órganos que correspondan a estos sabores. Según la sabiduría tradicional china, cuando un alimento sigue el recorrido gastrointestinal pasa ser digerido:

- El hígado y la **vesícula biliar** absorben el sabor agrio.
- El **corazón** y el **intestino delgado**, del amargo.
- El **bazo** y el **estómago**, el sabor dulce.
- Los **pulmones** y el **intestino grueso**, el sabor pungente.
- El **riñón** y la **vejiga**, el sabor salado.

los riñones (les produce expansión y obstrucción porque les obliga a trabajar intensamente y perjudica y debilita su poder filtrante). En macrobiótica se da mucha importancia a los riñones, como veremos brevemente.

Como se sabe, nuestro cuerpo se compone en gran parte de agua. Nuestra sangre es agua en un 90%, pero ésta se forma a través de los alimentos y no de los líquidos, y su función principal es la de facilitar la transferencia de las sales vitales y otros elementos de una célula a otra. El exceso de agua altera el nivel normal de esos elementos en las células.

Por eso, todo lo que implique darle al organismo más agua de la necesaria no produce ningún beneficio, ya que todo lo que le proporcionemos de más estará obligado a eliminarlo.

Por otro lado, el organismo no siempre es capaz de eliminar todo el exceso de líquido, y éste se instala en los tejidos provocando una dilatación en forma de retención o celulitis. La solución para evitar ese exceso no puede ser más sencilla: hay que respetar los requerimientos naturales de la sed, evitar el beber como hábito y tomar alimentos de origen vegetal cocinados correctamente.

Masticación e insalivación.
Las sopas

Además, cuando el alimento se mastica bien **se convierte en agua** gracias a la insalivación y la trituración. Incluso un alimento relativamente seco, como puede ser el pan, tiene un 50% de agua. Si analizáramos un par de días el contenido de líquido de la dieta macrobiótica, comprobaríamos que todos esos alimentos contienen en su interior varios litros de agua. Por eso, si se siguen criterios de alimentación macrobióticos no es necesario beber líquido extra. Si experimentas sed es porque has comido desequilibradamente y con excesiva sal. Intenta no beber durante las comidas para no restar efectividad a la masticación. Como decía Gandhi: «Bebe tu comida y mastica tu bebida».

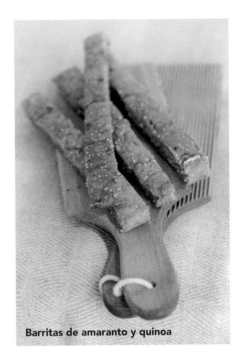

Barritas de amaranto y quinoa

También conviene tener especial cuidado en no abusar de los alimentos salados o especiados, porque producen sed. Éste es uno de los principales motivos de la sed, ya que nos pasamos el día comiendo a deshora alimentos fuertes, como la carne o el pescado, y refrescos cargados de colorantes y azúcar, que nos producen la necesidad de ingerir de nuevo más y más líquido. Existe un proverbio oriental que dice: «El necio repite sopa tres veces»...

Es recomendable tomar sopa (una o dos tazas diarias) para preparar el estómago antes de comer alimentos sólidos, aunque nuestras sopas podrán llevarlos, como veremos en las recetas. Hay muchas variedades, según las estaciones y los gustos de cada uno.

Una buena sopa

Los ingredientes básicos para una buena sopa suelen ser: agua, agua de cocción de la pasta o de remoja de los cereales y de las algas, caldo vegetal, verduras, algas, cereales (también pasta, sémolas y copos), legumbres y, alguna vez, pescado. Las verduras puedes saltearlas primero en la sartén con unas poquitas gotas de aceite. Además, puedes añadirles miso, uno de los condimentos macrobióticas más recomendables por su alto valor nutricional y enzimático. Para que no pierda sus enzimas, no conviene que el miso hierva o se cocine a temperaturas elevadas.

¿Y los postres? ¿Y el café? ¿Y el chocolate?

En macrobiótica no se comen postres porque la comida ya está equilibrada, y si necesitas postre es porque la comida no te satisface.

Se recomienda finalizar las comidas con una taza de infusión, preferentemente de té bancha, (ver recetas). Así que vamos a olvidarnos del café o los tes fuertes, como los tes negros, los ahumados y muchos tes no ecológicos –llevan colorantes–). Después de comer podemos opcionalmente dedicarle un «capricho» al organismo con una infusión tonificante o una bebida de cereales (tipo malta, «yannoh» , «bambú» , etc.). En pocos días te sentirás mucho mejor y dejarás de depender del café y otros estimulantes.

La eliminación total del café suele ser un poco más complicada si se ha sido adicto durante muchos años. Puede hacerse reduciéndolo poco a poco, es decir, a base de eliminar cada día una cucharadita del café recién hecho. El proceso puede durar unos 10-30 días, y pueden darse síntomas (además del sueño) como dolor de cabeza o de sienes y cierta fatiga.

Son perfectamente normales y nos hablan con elocuencia del abuso que hemos hecho del organismo: le obligábamos a una sobreactuación, excitándolo con la cafeína. Recientemente han aparecido estudios que relativizan la nocividad de la cafeína.

La teofilina del té, en cambio, suele aceptarse en el caso del té verde, por las ventajas que ofrece su extraordinaria riqueza en otros componentes, principalmente antioxidantes. Y la teobromina del cacao, considerado como un buen alimento, resulta muy desaconsejable al añadirle azúcar o leche... que es el contenido de la mayoría de chocolates. Podemos sustituir el cacao perfectamente, en pasteles y chocolates, por harina de algarroba.

Hay que tener en cuenta que en todos estos procesos el cuerpo se sentirá contento y animado para ayudarnos en la limpieza que hemos decidido. Y puede iniciar por su cuenta

ALIMENTOS Y TEMPERAMENTO PERSONAL

Los alimentos que tomamos producen actitudes y reacciones que podemos incluir en el principio universal de energías yin y yang del equilibrio y armonía perfectos. Recordemos ante todo que en macrobiótica se consideran yang los alimentos **alcalinizantes** y yin los alimentos que tiendan a **acidificar**.

En el caso de personas de **temperamento demasiado relajado**, tranquilo, pacífico, amable y sensible es importante consumir alimentos como vegetales de raíz, cereales y legumbres, un poco de pescado y alimentos salados, condimentados y picantes. También alimentos fritos o asados para equilibrar su energía personal y evitar la inseguridad y la depresión.

Para las personas de **temperamento más bien entusiasta**, confiado, alegre, ambicioso y competitivo se sugieren alimentos como vegetales verdes, tofu (el «queso» de soja cada vez más conocido por todo el mundo), ensaladas, frutas, líquidos, alimentos dulces y agridulces así como alimentos frescos o bien preparados al vapor para equilibrar su energía personal y evitar la irritabilidad, los enfados y reacciones agresivas o incluso violentas.

Los alimentos que van a fortalecer nuestro **corazón**, el **timo** y nuestro **intestino delgado** son el trigo, centeno, avena, lentejas, vegetales verdes, pimientos verdes, brócoli, frutas cítricas y alimentos de color verde en general.

Los que van a fortalecer el **hígado, sistema nervioso, músculos, ligamentos** y **tendones** son las legumbres, algas marinas, cerezas, uvas moradas, sandía, pescado y todos los alimentos de color oscuro.

Los que benefician el **páncreas, bazo** y **estómago** son el maíz, endivias, mostaza, tomates, escalopas, fresas, cerezas, melocotones y camarones así como en general los alimentos de color rojo. Para mejorar los pulmones, sistema nervioso autónomo, intestino grueso y la piel se recomiendan frutas dulces, frutos secos y en cuanto al pescado atún y pez espada, así como en general los alimentos amarillos o de colores terrosos.

Referente a los **riñones**, la **sangre, vejiga, sistema inmunitario**, así como los **órganos y hormonas sexuales** son favorables el arroz, legumbres y soja, de, tofu, cebollas, nabos, rábanos, coliflor, col, peras, apio y los alimentos de color blanco y tonos pastel.

¿MÁS YIN O MÁS YANG?

¿Cómo saber cuándo necesitamos darle al organismo más yang o más yin? Escuchando a nuestro cuerpo, atendiendo a sus necesidades. Si le prestamos verdadera atención, el mismo nos guiará hacia el equilibrio. Tenemos un ejemplo claro si pensamos que en el Verano solemos tener más ganas de comer frutas y ensaladas, mientras que en Invierno deseamos sopas calentitas y reconfortantes, y guisos o estofados más contundentes.

Si queremos aumentar el yang de un alimento yin necesitamos...
• Cortar el alimento en trocitos antes de cocinarlo.
• Hervir o freír para proporcionar calor.
• Reducir la humedad, calentándolo más tiempo.
• Agregar especias de carácter yang (jengibre, por ejemplo).

Si queremos aumentar el yin de un alimento yang, necesitamos...
• Reducir el tiempo de cocción.
• Añadir humedad (yin), por ejemplo, con salsas gustosas.
• Agregar hierbas con carácter yin (como la menta fresca).

Si la comida contiene más yin, después de comer nos sentiremos...
• Tranquilos, renovados.
• Físicamente más calmados.
• Hidratados.

Si la comida contiene más yang, después de comer nos sentiremos...
• Calientes y estimulados.
• Más cariñosos.
• Con la piel y las mucosas más secas.

una «crisis depurativa», que deberemos interpretar como una saludable y perfecta reacción del organismo.

¿Y la carne?
El «Feng Shui» de los alimentos
Como se sabe, en la tradición oriental la energía chi es la energía universal, que fluye en el aire, los planetas, animales, los alimentos, todos los objetos y los seres humanos. Y el milenario arte del Feng Shui es bastante más que la ciencia de ordenar la casa y el entorno para una mayor prosperidad. Se basa en que todo tiene energía de vida, chi.

El Feng Shui busca el equilibrio y la armonía entre el ser humano y su medio ambiente para lograr abundancia y bienestar a todos los niveles de la vida. Su objetivo es mantener el chi saludable y armónico.

Cada alimento tiene energía chi propia, determinada por su forma, textura, color, clima, suelo y la forma en que creció o se cultivó. Por ejemplo, la zanahoria que crece debajo de la tierra, tiene más energía chi que la calabaza que crece por encima. Este principio se aplica de igual manera al pescado y a la carne. Vale la pena ver también los alimentos, cada alimento, como una forma de energía, ya que eso es precisamente lo que estamos ingiriendo. que estará ingiriendo.

Los alimentos con mayor cantidad de energía son los llamados «vivos»; entre ellos, las verduras, frutas, los cereales integrales, legumbres y semillas.

Por el contrario, los alimentos procesados absorben el chi de la industria, lo que provoca la pérdida de ese chi vital. Son alimentos desvitalizados, «alimentos muertos». La mayoría de carnes conservan parte del chi negativo como consecuencia del maltrato animal, en jaulas y condiciones de vida realmente deplorables, aparte de su matanza final.

Por ello, lo recomendable, si desea consumir todavía un poquito de carne, elegir la menos nociva para la propia salud y del medio ambiente,

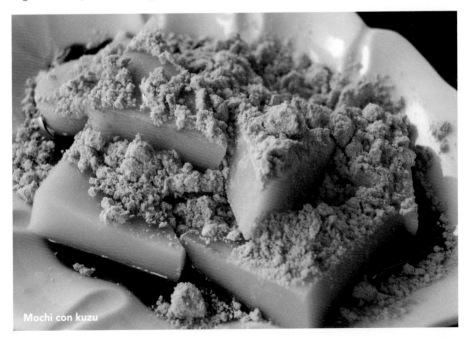
Mochi con kuzu

por ejemplo, eliminando o evitando al máximo las carnes rojas. Las aves, si han sido tratadas civilizadamente en la granja, ofrecerían para ello una posible alternativa. En cualquier caso es importante valorar, junto a los motivos de salud (la propia de cada persona, y la del entorno en general), las argumentos éticos, que cada vez cobran una mayor fuerza.

Lo ideal, insistimos, es ingerir productos orgánicos («ecológicos» o «biológicos», que es lo mismo con diferentes palabras), de crianza lo más libre que se pueda y aquellos que eviten todo tipo de trato cruel. Así también se fomenta el chi positivo del entorno y mejora la salud. Lo mismo para los productos derivados de los animales (lácteos, mantequilla, huevos…). En macrobiótica se eliminan. Lo ideal, en caso de no eliminarlos, es no abusar de ellos. Todo con mesura: ¡se trata de encontrar el equilibrio energético!

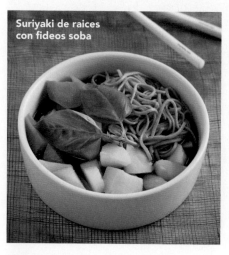

Suriyaki de raices con fideos soba

Los riñones y la energía.
Vida sexual

La macrobiótica está influenciada por la Medicina Oriental. Yin y yang representan el antagonismo complementario, dos opuestos en los que la existencia de uno no se concibe sin la existencia del otro. El día y la noche, el calor y el frío, contracción y relajación… son ejemplos de que en la vida siempre existen elementos opuestos, y que éstos conviven el uno con el otro. Uno no podría existir si no existiera el contrario.

De la misma forma observamos la energía masculina y la femenina. La primera, más directa, concreta, tosca más yang, la segunda es más sutil, más refinada, intuitiva, más ying… Cuando estas dos energías se unen eclosionan experimentando la sensación de infinito, el momento del orgasmo, en el que ambas energías se transforman en una sola que «se une" con el universo.

En la macrobiótica se recoge la importancia de la sexualidad: una vida sexual regular y plena indica que se goza de buena salud, y a su vez genera buena salud a las y a los que lo practican. Y desde un punto de vista más espiritual, permite también conectarnos con el Universo por un corto espacio de tiempo, lo que nos hace sentir más plenos, satisfechos e identificarnos con nuestro «ser». Por ejemplo, después una relación sexual, el hombre debería tener cubierta la zona de las lumbares, es decir, protegerla con

EL RIÑÓN Y LAS ENERGÍAS

Como hemos visto en otros artículos, la Medicina China relaciona las emociones con los órganos. Dada la importancia que tiene el Riñón, veamos en el recuadro la relación entre Riñón y rasgos psicológicos y emociones: estos rasgos psicológicos que se relacionan con el Riñón pueden resultarnos muy útiles para tomar conciencia sobre nosotros mismos. No es necesario cumplir con todos las características de una columna puede ser que te sientas identificado sólo con unos cuantos. Además debemos tener en cuenta que también existe una relación equivalente con otros órganos, por lo que hay otras emociones que aquí no aparecen reflejadas.

ESTABILIDAD	DIFICULTADES CON:	INSUFICIENCIA	EXCESO
Franco	Sociabilidad	Sarcástico	Brusco
Introspectivo	Introversión	Catatónico	Retraído
Modesto	Conformismo	Anónimo	Reservado
Observador	Generosidad	Mirón	Acechante
Objetivo	Hipondría	Desligado	Indiferente
Curioso	Aislamiento	Crítico	Escudriñador
Ingenioso	Comunicación	Caprichoso	Excéntrico
Cuidadoso	Confianza	Fóbico	Suspicaz
Meticuloso	Fe	Escrupuloso	Exigente
Sensible		Tacaño	Codicioso
Lúcido		Pesimista	Cínico
		Distraído	Preocupado

una bufanda de lana en invierno o de algodón en verano. Así preservamos nuestra *energía del Riñón*.

La energía del Riñón en la Medicina China

La energía sexual está estrechamente relacionada con las funciones del Riñón desde el punto de vista de la Medicina China.

El Riñón es diferente de todos los demás órganos porque es la base de todas las energías Yin y Yang del organismo y también porque es el origen del Agua y el Fuego (Fuego de la «Puerta de la Vida») en el cuerpo. Las funciones más importantes del Riñón son las siguientes:

• Almacena la esencia del ser humano y gobierna el nacimiento, crecimiento, reproducción y desarrollo.
• Produce médula, rellena el cerebro y controla los huesos.

• Controla la recepción de Ki (energía).
• Los oídos están relacionados con Riñón.
• En el pelo podemos observar cómo está funcionando la energía de Riñón
• Alberga la Fuerza de Voluntad.

De entre todas estas funciones hay dos que están muy relacionadas con la sexualidad:

• **Almacena la Esencia:** La esencia es una sustancia heredada de los padres y también parcialmente reconstituida por el Ki extraído de los alimentos. El estado de la esencia determina el estado del Riñón. Si la esencia es vi-gorosa y abundante, el riñón estará fuerte y habrá una gran vitalidad, fuerza sexual y fertilidad. Si la Esencia es débil, el Riñón será débil y habrá una falta de vitalidad, esterilidad y una actividad sexual reducida.

• **La Puerta de la Vida:** El fuego de la puerta de la vida es indispensable para asegurar una función sexual sana.

La actividad sexual, la fertilidad, la pubertad y las menstruaciones, dependen todas del Fuego de la Puerta de la Vida. Si este Fuego desciende en los hombres puede originar impotencia e infertilidad y en las mujeres infertilidad.

Ochazuke
(arroz cubierto de algas y té verde)

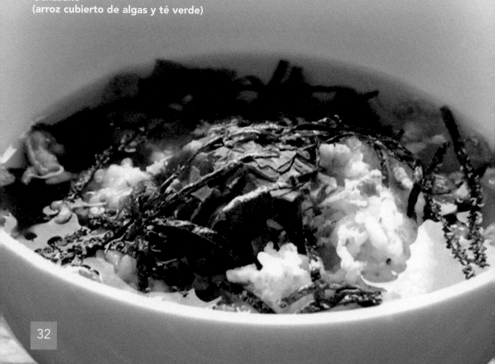

CLASIFICACIÓN DE LOS ALIMENTOS Y SU YIN Y YANG

Los conceptos yin y yang utilizados para clasificar alimentos son muy genéricos, ya que siempre que le colocamos la etiqueta de yin y yang a uno de ellos lo hacemos por comparación con otros. Es decir, que un alimento es yin cuando se compara con otro que es yang, y no por sí mismo.

▲   Yang significa que al final del proceso prevalece la característica yang.

▼   Yin significa que al final del proceso prevalece la característica yin.

▲▲   En este caso, al final del proceso la característica yang se duplica.

▼▼   En este caso, al final del proceso la característica yin se duplica.

▲▲▲   Significa que yang está en exceso; si un triángulo está invertido, tiene yin.

▼▼▼   Significa que yin está en exceso; si un triángulo está hacia arriba, tiene yang.

▲▼   Significa que tiene una condición yang con un fuerte yin. Es lo más parecido a equilibrado.

▼▲   Significa que tiene una condición yin con un fuerte yang.

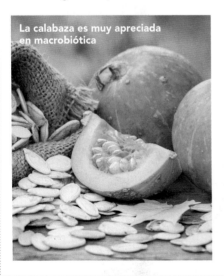
La calabaza es muy apreciada en macrobiótica

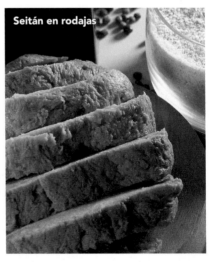
Seitán en rodajas

ALIMENTOS RECOMENDADOS

Cereales
- Arroz: Integral, basmati. dulce (para niños), negro, chino, rojo y salvaje
- Hato mugi
- Avena, cebada y centeno
- Trigo candeal, espelta, kamut y sarraceno (kasha)
- Mijo
- Quinoa real
- Amaranto
- Maíz

Edulcorantes
- Melaza de cereales, arroz, trigo, maíz y cebada
- Amasake (fermento de arroz)
- Socanato (zumo de caña de azúcar deshidratada)
- Sirope de arce
- Sirope de ágave

Verduras
- Zanahorias
- Cebolla y cebollino
- Puerro
- Acelga
- Col, coliflor, col china y col lombarda
- Nabo blanco y daikon
- Calabaza y calabacín
- Perejil, apio y celeri (raíz de apio)
- Hinojo
- Colinabo
- Berros
- Raíz de bardana
- Rábano

ALIMENTOS DE TEMPORADA

Cereales
- Trigo sarraceno

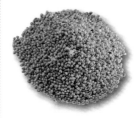

Edulcorantes
- Miel de abeja
- Sirope de palma
- Concentrado de manzana bio
- Jalea de remolacha

Verduras
- Alcachofa
- Pepino
- Acedera
- Rúcula
- Judía verde tierna
- Coles de Bruselas

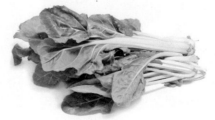

ALIMENTOS NO RECOMENDADOS

Cereales
- Copos industriales
- Panes y horneados industriales
- Pasteles
- Harinas blancas
- Papillas preparadas
- Sémolas preparadas
- Refinados

Edulcorantes
- Azúcar blanco refinado
- Fructosa
- Sorbitol
- Sacarina
- Aspartame, acesulfamo
- Sacarosa

Verduras (en macrobiótica se desaconsejan algunas verduras por ser demasiado yin)
- Tomate
- Pimiento
- Berenjena
- Espárragos
- Espinacas
- Patatas

ALIMENTOS RECOMENDADOS
- Germinado de alfalfa
- Borraja
- Ortiga
- Chirivía

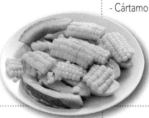

ALIMENTOS NO RECOMENDADOS

Legumbres
- Azuki
- Garbanzos
- Lentejas verdes y pardinas
- Kuromame (soja negra)
- Hato mugi
- Habas tiernas
- Guisantes frescos

Legumbres
- Soja verde
- Soja blanca
- Soja roja
- Castañas cocinadas

Legumbres
Judías blancas
Judía blanca extragrande
Judía pinta
Guisantes y habas congelados

Aceites de primera presión bio
- Sésamo
- Sésamo tostado
- Girasol
- Maíz

Aceites de primera presión
- Oliva
- Nuez
- Cártamo

Aceites
- Coco
- Palma
- Margarinas hidrogenadas
- Cacahuete
- Colza
- Soja
- Aceites de segunda, tercera o cuarta presión

Proteínas vegetales
- Tempeh
- Tofu
- Seitán

Proteínas vegetales
- Soja deshidratada (texturizada)

Proteínas vegetales
- Sucedáneos de carne con bases de harinas, grasas hidrogenadas y saborizantes. Texturizantes (salchichas, patés, hamburguesas)
- Tofu frito
- Tempeh y tofu crudos

Proteínas animales
- Pescados blancos y azules
- Marisco
- Pollo, pavo y perdiz de crianza biológica

Proteínas animales
- Pescados
- Anchoas
- Cangrejos
- Langosta

Proteínas animales
- Paté y derivados del cerdo
- Fiambres, embutidos y carne roja

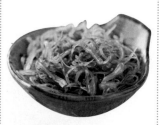

ALIMENTOS RECOMENDADOS	ALIMENTOS DE TEMPORADA
	- Avestruz, jamón de pato, pechuga de pavo y mojama (cecina de atún) de crianza biológica

Semillas y oleaginosas
- Sésamo tostadas
- Girasol
- Calabaza cucurbita
- Cacahuetes tostados

Semillas y oleaginosas
- Pistachos
- Almendras y avellanas tostadas

Semillas y oleaginosas
- Nuez de coco del Brasil
- Pipas de girasol y calabaza fritas con aceites de baja calidad

Derivados del cereal
- Pasta Integral
- Soba
- Udon
- Cuscús
- Bulgur
- Pil-pil

Derivados del cereal
- Muesli sin edulcorantes
- Cereales inflados sin edulcorantes
- Copos bio
- Galletas integrales bio

Derivados del cereal
- Productos con harina blanca industrializada

Algas
- Kombu, wakame, nori, arame, hiziki, dulse, ulva, agar-agar y espagueti de mar

Condimentos
- Miso
- Tamari
- Sal marina
- Goma wakame
- Vinagre de arroz y de umeboshi
- Umeboshi (ciruela japonesa)
- Mirin
- Raíz de loto
- Kuzu
- Teka

Condimentos
- Alioli
- Mostaza
- Pimentón rojo
- Pimienta negra
- Nuez moscada
- Cúrcuma

Condimentos
- Sal refinada
- Colorantes artificiales
- Potenciadores del sabor
- Mayonesas industriales
- Mostazas industriales

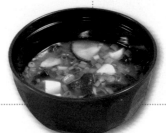

ALIMENTOS RECOMENDADOS	ALIMENTOS DE TEMPORADA	ALIMENTOS NO RECOMENDADOS
Bebidas	**Bebidas**	**Bebidas**
- Tés de arroz, bancha (tres años), kukicha, tomillo, mu, dendelio y loto	- Café bio sin torrefactar	- Café torrefacto
- Achicoria	- Infusiones de menta, tomillo, anís verde, comino, hinojo, etc.	- Infusiones de plantas que no necesitamos, que bajan la presión, abren el hambre, etc.
- Raíz de bardana	- Agua con gas	- Refrescos comerciales, gasificados, azucarados, etc.
- Malta bio	- Leche de avena sin azúcar	- Leche y yogur de soja
- Yannoh ("café" Ohsawa)		
- Leche de arroz		
Frutas	**Frutas**	**Frutas**
- Manzana con kuzu y al horno	- Sandía fresca	- Caqui
- Kanten de manzana, pera, fresas y sandía fresca	- Cerezas	- Ciruela
	- Melocotón	
	- Piña	
	- Uva	

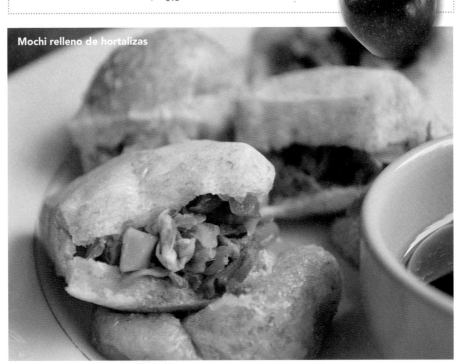

Mochi relleno de hortalizas

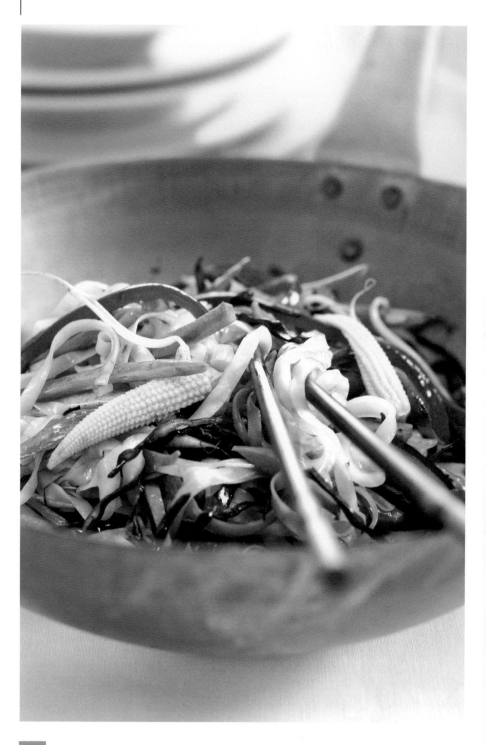

Los ingredientes

Cómo encontrar los ingredientes y recetas

Vamos a ver los ingredientes habituales de la cocina macrobiótica. Junto a una explicación para cada uno de ellos se incluye alguna receta característica y muy sencilla, así como el modo de cocinar, cocciones básicas para cada alimento (cereales, algas, legumbres…) y otros consejos, etc.

La parte final la dedicamos a menús, por ejemplo, «Depuración en 3 días», «10 días desintoxicantes», «Plan para 4 meses», «Cocina rápida», etc. Esta parte recoge, por estaciones, recetas más variadas en las que poder inspirarse para adaptar el menú al clima.

La idea es que resulte fácil de consultar y en todo momento podáis encontrar la receta más adecuada que estéis buscando. En el glosario y las pláginas finales de índices (ver páginas finales) podréis encontrar tanto las recetas como una breve explicación de algunos alimentos que se utilizan en macrobiótica y son menos familiares.

Se ha dicho que la alimentación macrobiótica es lenta y muy elaborada, que requiere bastante tiempo en la cocina. Esto es cierto sólo en parte, porque hay también recetas muy fáciles y rápidas de hacer.

Alimentos integrales y de cultivo ecológico.
Los cereales

Todos los alimentos que recomendamos deberían ser integrales y procedentes de la agricultura ecológica (también conocida como «biológica», «orgánica» o «biodinámica»).

Si no se indica lo contrario, las recetas son para 3-4 personas.

El aceite será, si no se dice otra cosa, de oliva virgen extra.

El grano es uno de los ingredientes estrella de la cocina macrobiótica. Los cereales (arroz, trigo, mijo, maíz, cebada, centeno, avena, trigo sarraceno) nos acompañan a lo largo de la historia y, tanto en grano como molidos representan el centro de la nutrición humana por su rápida capacidad de saciar, porque se conservan fácilmente y porque pueden ser cultivados en diferentes zonas climáticas (hasta 3-4000 m. de altitud).

El grano de cereal está compuesto por tres partes: el germen, pequeñísimo, que contiene proteínas, vitaminas y aceites; el endosperma, la parte mayor e interna y que contiene azúcares y proteínas; el salvado, que contiene como una cáscara el grano, contiene proteínas, vitaminas, sales minerales y fibras.

Por eso cuando el grano se monda (operación que lo priva del germen y del salvado) se elimina casi todo el potencial nutritivo. Por esto es importante comer cereales integrales, que conservan su extraordinaria capacidad de germinación y están cargados de energía vital. En todas las recetas que os presentamos los cereales se sobreentienden integrales y procedentes de cultivo ecológico.

ARROZ

El arroz integral es un alimento equilibrado y completo que contiene proteínas, carbohidratos, sales minerales y vitaminas. Existen muchas variedades: de grano corto, medio, largo y arroz dulce. Algunas calidades son más yin (el arroz dulce y el de grano largo), requieren menos tiempo de cocción y son preferibles para el verano. Las otras (grano corto y redondo) son más yang y se pueden consumir durante el resto del año.

El arroz es un excelente recurso energético, útil en las curas para la hipertensión y la arterioesclerosis, favorece el crecimiento y nutre en los períodos de trabajo extra.

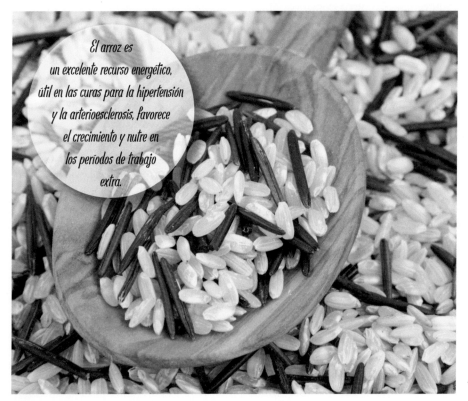

El arroz es un excelente recurso energético, útil en las curas para la hipertensión y la arterioesclerosis, favorece el crecimiento y nutre en los periodos de trabajo extra.

Arroz cocido a presión

Ingredientes: 2 tazas de arroz, 3 tazas de agua, 2 pellizcos de sal.

Lavar bien el arroz en un recipiente, ponerlo en la olla con el agua, dejar que hierva sin tapa. Añadir la sal y cerrar la olla; esperar el pitido de máxima presión, poner debajo de la olla un rompellamas , bajar el fuego al mínimo y dejar cocer durante 45 minutos en verano, 50 en primavera y otoño y 60 minutos en invierno.

Apagar y dejar que la presión baje sola antes de abrir.

Arroz hervido

Ingredientes: 2 tazas de arroz, 4 tazas de agua, 2 pellizcos de sal.

Lavar el arroz, ponerlo en una olla con el agua y hacer que hierva, salar, poner un rompellamas debajo de la olla, cerrar con la tapa, bajar el fuego al mínimo (durante la cocción el arroz tiene que hervir apenas).

Cocer de 50 a 75 minutos según la estación, apagar y dejar reposar 10 minutos antes de sacarlo de la olla con una espátula de madera.

Variantes: ya sea para la cocción a presión como para la cocción en agua se podrá usar té bancha en sustitución del agua (1 taza y ½ de té por cada taza de agua).

Antes de cocer a presión o hacer hervir se puede tostar el arroz en la olla sin el agua, mezclándolo rápidamente. El agua, que se añadirá cuando el arroz esté dorado, deberá ser caliente.

Arroz cocido al horno

Ingredientes: 3 tazas de arroz, 5 tazas de agua, 3 pellizcos de sal.

Lavar el arroz, ponerlo en una pyrex con tapa, añadir el agua y la sal, cocer a fuego bajo, con tapa durante 5 minutos, hacer hervir a fuego vivo otros 5 minutos.

Mientras tanto encender el horno a temperatura media , meter la pyrex tapada en el horno y dejar cocer durante 90 minutos.

Las sobras de arroz se pueden recalentar a vapor o usarlas para completar otros platos.

Croquetas de arroz

Ingredientes: 2 tazas de arroz cocido, 3 cucharaditas de semillas de sésamo tostadas, 1 cebolleta cortada fina, 1 cucharada de tamari, aceite de sésamo para freir.

Amasar con las manos todos los ingredientes.

Con las manos húmedas modelar las croquetas al gusto; calentar el aceite en una sartén, introducir las croquetas y freirlas 5 minutos por cada lado, secarlas para quitar el aceite con papel de cocina, condimentar con tamari.

Variante: si se tienen legumbres o verduras que han sobrado se pueden unir al arroz cocido para hacer que las croquetas sean más ricas. Para cocer en modo menos yang nos podemos limitar a untar una pyrex y meterla en el horno.

Arroz en ensalada (1) (verano)

Ingredientes: *4 tazas de arroz cocido, 2 zanahorias, 3 o 4 cebolletas, 1 fondo de lechuga verde o roja, 1 tallo de apio.*
Al gusto: *aceitunas verdes y negras, alcaparras bajo sal lavadas, anchoas bajo sal lavadas.*

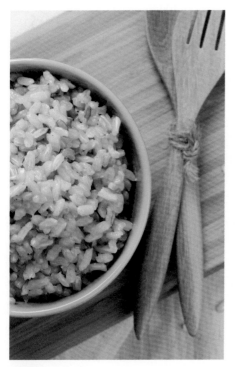

Lavar y cortar las verduras: zanahorias y cebolletas a rodajitas finas, la lechuga a tiritas, el apio a trocitos, mezclarlos con el arroz en una ensaladera. Para condimentar hacer una salsa con un par de cucharaditas de tamari, un par de agua y un par de zumo de limón.

Arroz en ensalada (2)

Ingredientes: *3 tazas de arroz cocido, 1 cebolla, 2 zanahorias, ½ tallo de apio, ½ pepino, ½ taza de guisantes frescos, albahaca, perejil.*

Cocer el arroz y dejarlo reposar durante una noche, cortar las verduras a trocitos (menos los guisantes que se dejarán enteros), mezclar los ingredientes en una ensaladera, condimentar con la salsa de la receta precedente.

Sushi, rollitos de arroz y nori

Ingredientes: *2 hojas de algas nori, 3 tazas de arroz cocido, 1 o 2 zanahorias, umeboshi, 2 esterillas de bambú.*

Tostar una hoja de nori sobre la llama, colocarla sobre una esterilla apoyada en una tabla de picar, extender una capa de 1 cm. aproximadamente de arroz sobre la nori, dejando un margen de 2 cm. aproximadamente hacia abajo y uno de 3 o 4 cm. hacia lo alto.
Lavar y cortar en finos palitos la zanahoria, hervirla en agua con una pizca de sal durante 3 o 4 minutos y dejarla enfriar; disponer los palitos de zanaho-

ria sobre el arroz a lo largo, formando una tira a dos cm. del borde del arroz.

Untar el arroz con el umeboshi. Para enrollar iniciar por el fondo (la parte con menos margen) ayudándose con la esterilla y apretando fuerte el arroz contra la hoja de nori. Una vez hecho el rollito dejarlo enrollado en la esterilla durante algún minuto. Con un cuchillo bien afilado y húmedo cortar en pequeños trozos.

Variantes: en cambio de las zanahorias se pueden usar otras verduras (cebollino francés, judías verdes, hojas de nabo o rábano) o salmón, según los colores y las necesidades.

Crema de arroz

Ingredientes: 1 taza de arroz, de 6 a 10 tazas de agua, 2 pellizcos de sal.

Este plato es ideal como alimento base en períodos de debilidad.
Lavar el arroz, tostarlo en una sartén, ponerlo en una olla a presión con el agua y la sal, cocer durante 2 horas, apagar y dejar que baje la presión naturalmente. Al final pasar el arroz cocido por el chino.

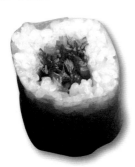

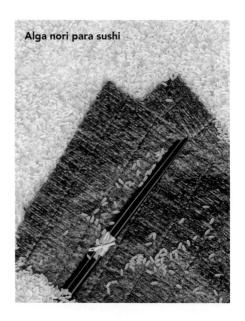

Alga nori para sushi

EL ARROZ DULCE

Es un tipo de arroz especialmente rico en carbohidratos, proteínas y vitamina B. Está indicado para los niños, las mujeres embarazadas, los deportistas.

Crema de arroz dulce (Mochi)

Ingredientes: 2 tazas de arroz dulce, 2 tazas de agua, 1 pellizco de sal.

Lavar el arroz dulce, cocerlo a presión durante 30 o 35 minutos; dejar que baje la presión naturalmente. Abrir la olla y aplastar el arroz con un mazo de madera mojado (se puede aplastar también en el mortero o pasarlo por el chino).

Una vez obtenida una masa uniforme se puede cocer en el horno, freírla o conservarla en el frigorífico.

Mochi al horno

Cortar la masa de arroz (que se ha hecho reposar en el frigorífico durante un día, a cuadraditos), disponerlos en una pyrex engrasada bien distanciados, ya que se hincharán.

Poner en el horno bien caliente y dejar cocer durante 7 minutos.

Mochi frito

Formar bolitas con la masa de arroz dulce, freírlas en aceite hirviendo o bien cocerlas en una cazuela engrasada, con la tapa, durante algún minuto por cada parte.

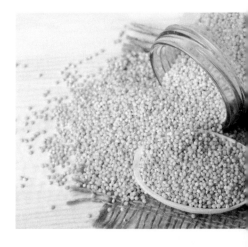

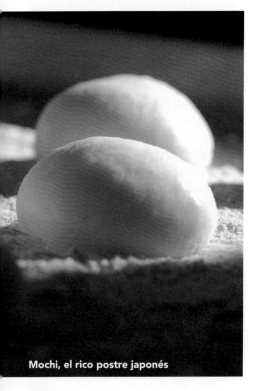

Mochi, el rico postre japonés

MIJO

Es uno de los primeros cereales que consumen los seres humanos. Hoy día en Occidente no se usa demasiado, mientras se consume abundantemente en África y Asia. Se come descortezado, por esto no se lava ni se pone a remojo y cuece bastante rápidamente. Es rico en vitamina A, proteínas, grasas y minerales.

Nutritivo y energético, el mijo es el cereal más yang, indicado para quien está cansado, para las mujeres embarazadas y para quien tiene problemas de estómago, bazo o páncreas.

Mijo hervido

Ingredientes: 1 taza de mijo, 3 tazas de agua, 2 pellizcos de sal.

Hacer hervir el agua en una cazuela, añadir la sal y el mijo, tapar la cazuela, poner el rompellamas y cocer durante 30 minutos.

Estofado de mijo con verduras

Ingredientes: *1 taza y ½ de mijo, 1 cebolla, 1 cucharadita de aceite de sésamo, 1 pizca de sal, shoyu, 3 tazas y ½ de agua, verduras (zanahoria, col, puerros, nabos, calabaza, etc.)*

Ablandar, en una cazuela con aceite, la cebolla, añadir las verduras cortadas finamente, el mijo y sofreír durante un par de minutos, salar y añadir el agua y el shoyu.

Hacer hervir, tapar y bajar el fuego; dejar cocer durante 30 minutos.

Croquetas de mijo

Ingredientes: *Mijo cocido (también sobras), 1 cebolleta, alguna gota de shoyu, aceite.*

Cortar la cebolleta finamente, mezclarla con el mijo y el shoyu. Con las manos húmedas formar croquetas que se freirán en una sartén.

MAÍZ

Originario de América, es el más yin de los cereales, adecuado por lo tanto para el verano. Contiene grasas, carbohidratos, sales minerales y vitaminas (B, E). Es nutritivo, energético y reconstituyente. Es un excelente productor de sangre y refuerza el corazón. Se consume sobre todo como harina. Especialmente interesantes son algunas recetas tradicionales de los indios americanos.

Granos de maíz cocidos a presión

Ingredientes: *5 tazas de agua por cada taza de maíz, 2 pellizcos de sal.*

Poner a remojo el maíz durante dos días, colarlo, ponerlo en la olla a presión con el agua, cerrar con la tapa; cocer durante 1 hora y ½.

Dejarlo reposar en la olla cerrada durante una noche, colarlo, pero no tirar el agua de la cocción, que se podrá utilizar para alguna sopa.

Tortitas de maíz

Ingredientes: *1 taza de maíz cocido, 3 pellizcos de sal, un poco de agua.*

Aplastar en el chino los granos de maíz cocidos a presión, añadir la sal y un poco de agua para ablandar la masa obtenida; trabajarla durante 5 minutos y dejar reposar algún minuto.

Formar tortitas planas de 10 o 15 cm. de diámetro y de medio centímetro de espesor;

Saltearlas en una sartén algún minuto por cada lado y acompañarlas con legumbres o verduras, a gusto.

En cambio de los granos secos, se pueden hervir durante 15 minutos panochas frescas, desgranarlas y utilizar los granos más sabrosos.

Maíz salteado

Ingredientes: *1 taza de granos de maíz cocidos, 3 cebollas, 1 cucharadita de aceite, 1 pizca de tomillo, tamari.*

Cortar las cebollas a trocitos, sofreír en una sartén con poco aceite removiendo lentamente; añadir el tomillo, el maíz y sofreír otros 5 minutos, añadir un poco de agua, tapar y dejar cocer durante 10 minutos. Quitar la tapa y dejar que el agua en exceso se evapore. Condimentar con tamari.

Ensalada de maíz

Ingredientes: 1 taza de granos de maíz cocidos, 2 zanahorias, ½ taza de judías verdes cortadas a trocitos, la pulpa de 3 umeboshi.

Escaldar en agua hirviendo las zanahorias durante 3 minutos y así también las judías verdes; en un mortero aplastar la pulpa de las umeboshi con una gota de agua hasta obtener la consistencia de una crema. Poner en una ensaladera todos los ingredientes bien mezclados, servir fresca.

POLENTA

Ingredientes: 4 tazas de harina de maíz, 7 tazas de agua aproximadamente, 3 pellizcos de sal.

Hacer hervir el agua salada, verter a modo de lluvia la harina, mezclar continuamente con una cuchara de madera; continuar mezclando hasta cuando la polenta se despegue de los bordes de la cazuela (45 minutos aproximadamente) y después verterla sobre una tabla de madera.

Polenta condimentada

Ingredientes: polenta cocida, verduras de temporada, shoyu.

Cortar las verduras y cocerlas estofándolas en poca agua.

Unir la polenta (todavía caliente) con las verduras y condimentar con el shoyu.

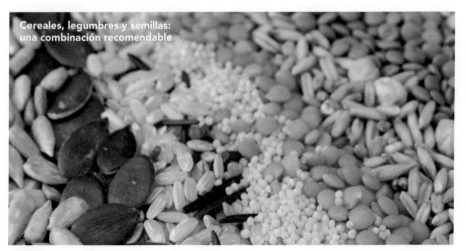

Cereales, legumbres y semillas: una combinación recomendable

TRIGO SARRACENO

Usualmente asimilado a los cereales, aunque en realidad no lo es, sino que pertenece a la familia de las poligonáceas. El trigo sarraceno es típico de las regiones pobres y frías por su facilidad de cultivo y por su elevada capacidad nutritiva. La cáscara del trigo no es digerible y el sarraceno se vende descortezado o tostado («kasha»). Contiene proteínas, grasas, sales minerales, vitaminas E y P que fortalecen los capilares y mejoran la permeabilidad. Es un alimento indicado para los climas fríos, gracias a su propiedad de emanar calor rápidamente. Es óptimo para las personas debilitadas y para quien lleva a cabo una actividad intelectual.

Trigo sarraceno hervido

Ingredientes: 2 tazas de trigo sarraceno, 4 tazas de agua, 2 pellizcos de sal.

Hervir el agua, salar y añadir el sarraceno. Dejar cocer con la cazuela tapada, con rompe-llamas, durante 20 o 25 minutos.

Kasha condimentado con salsa de cebollas

Ingredientes. *Para la preparación del kasha:* 1 taza de trigo sarraceno, 2 tazas y ½ de agua, 1 pizca de sal, 1 cucharadita de aceite de sésamo.
Para la salsa: 3 cebollas, 1 taza de harina de trigo, 3 tazas y ½ de agua, 2 pizcas de sal, 3 cucharadas de aceite de sésamo, tamari.

Para preparar el kasha o sarraceno tostado, hay que tostar el sarraceno en una sartén con el aceite. Después de haber hervido el agua, verterla hirviendo sobre el sarraceno.

Salar, bajar el fuego, tapar la cazuela y dejar cocer durante 20 minutos.

Para la salsa de cebollas, preparar las cebollas cortadas a tiritas y sofreírlas en el aceite hasta que se ablanden.

Añadir la harina y mezclar con cuidado con una cuchara de madera; verter el agua mezclando continuamente para evitar que se formen grumos. Dejar cocer durante 20 minutos después de que rompa a hervir. Añadir la sal, alguna gota de tamari y el kasha, mezclar bien y apagar.

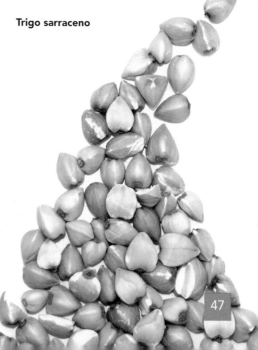

Trigo sarraceno

CEBADA

En Occidente, la cebada se usa sobre todo para la fabricación de la cerveza, para la cual se utiliza generalmente cebada germinada. También se encuentra en grano, ya sea integral como descortezada o perlada (liberada del envoltorio externo y blanqueado artificialmente). Es preferible la cebada integral o descortezada. Es un cereal rico de fósforo, sales minerales y vitaminas, fácilmente digerible y aconsejado por ejemplo tras el parto, para favorecer la subida de la leche. Con las cariópsides (la 'corteza' externa de los granos), tostados y molidos se preparan maltas, un tipo de «café», nutritivo y que no es excitante.

Cebada hervida

Ingredientes: 2 tazas de cebada, 6 tazas de agua, 1 pizca de sal.

Mondar y lavar la cebada y dejarla a remojo durante 24 horas. Hervir el agua y salarla; añadir la cebada y cocer con la cazuela tapada y con el rompellamas durante 2 horas y ½.

Cebada con verduras de temporada

Ingredientes: 2 tazas de cebada hervida, verduras de temporada, tamari.

Preparar las verduras, cortarlas a trocitos y estofarlas en poca agua. Añadir en la cazuela con las verduras la cebada cocida y dejar cocer juntos durante algún minuto. Condimentar con tamari.

Cebada en ensalada

Ingredientes: 2 tazas de cebada hervida, ½ pepino, 2 chalotas, alguna hoja de lechuga, 4 hojas de menta, ½ taza de aceitunas negras, 2 cucharadas de almendras molidas, el zumo de 1 limón, 2 pizcas de sal.

Cortar en trocitos el pepino y en tiritas la lechuga, unir con el arroz en una ensaladera. Preparar un triturado con las chalotas, las aceitunas y las hojas de menta, salar y añadir el zumo de limón y las almendras molidas, incorporar a los otros ingredientes y mezclar bien.

TRIGO

Es es cereal más rico de elementos: vitaminas, sales minerales, grasas, almidones, proteínas. Es muy nutritivo e indicado para quien sufre de hígado, arterioesclerosis, depresión y anemia. Es el alimento ideal para la primavera. Desde hace siglos representa el alimento tradicional de los pueblos europeos. Hay dos variedades, el grano blando y el grano duro, que se encuentran en el comercio ya sea integrales como descortezados. Es aconsejable acompañarlo con otros cereales, por ejemplo con el arroz (80% de arroz y 20% de trigo).

Trigo grano blando hervido

(se come ocasionalmente)
Ingredientes: 1 taza de grano blando, 3 tazas de agua, 1 pizca de sal.

Mondar y lavar el grano; hacer hervir el agua, salar y verter el grano.Bajar el fuego, tapar y dejar cocer, con rompellamas, durante 1 hora y ½ o 2.

Trigo grano duro hervido

Ingredientes: 1 taza de grano duro, 3 tazas de agua, 1 pizca de sal.

Mondar y lavar el grano y dejarlo a remojo 24 horas. Hacer hervir el agua del remojo, salar y añadir el grano. Poner la tapa, bajar el fuego y dejar cocer con rompellamas durante 2 horas.

Se puede acompañar con verduras y legumbres, o bien usarlo en las sopas.

CUSCÚS

Es una sémola de grano duro en forma de pequeñísimos granos. En el comercio de encuentra también precocinado al vapor. Es ideal para el verano en ensalada con verduras.

Cuscús hervido

Ingredientes: 1 taza de cuscús, 2 tazas y ½ de agua, 2 pellizcos de sal.

Hacer hervir el agua, salar y verter el cuscús; dejar cocer con el rompellamas durante 20 minutos.

Apagar, dejar reposar 5 minutos y desgranar con un tenedor. Puede acompañar a verduras en ensalada o se puede utilizar para hacer rollitos con hojas de berza.

AVENA

Es una cereal rico en minerales, proteínas, vitaminas. Recomendable en invierno, favorece el crecimiento de los niños y es bueno para las personas que realizan esfuerzos. Es un estimulante de la tiroides y tiene propiedades diuréticas. Se puede consumir sola o acompañarla con arroz.

Avena hervida

Ingredientes: 1 taza de avena, 3 tazas de agua, 1 pellizco de sal.

Mondar y lavar la avena; ponerla a remojo con las 3 tazas de agua durante 12 horas. Colarla y hervir el agua del remojo, salar y añadir la avena; tapar y dejar cocer con rompellamas durante 1 hora y ½.

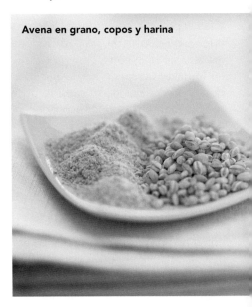

Avena en grano, copos y harina

Avena con arroz cocidos a presión

Ingredientes: ½ taza de avena, 1 taza de arroz, 4 tazas de agua, 2 pellizcos de sal.

Mondar y lavar la avena; dejarla a remojo durante una noche. Mondar y lavar el arroz, hervir el agua en una olla a presión; salar y añadir la avena y el arroz, tapar y contar 45 minutos desde que empieza a pitar la olla a presión.

Apagar y dejar que baje la presión naturalmente antes de abrir la olla.

LOS COPOS DE CEREALES

Aplastando los granos de los cereales y tostándolos se obtienen los copos, que son rápidos y fáciles de preparar.

Como se sabe, podéis encontrarlos ya preparados en el comercio.

Se pueden cocer solos o añadirlos a las sopas o a las verduras. Son una buena base para la preparación de dulces.

Muchas personas los toman crudos en el desayuno. En macrobiótica se considera que crudos son adecuados ocasionalmente.

Receta base

Ingredientes: 1 taza de copos, 5 tazas de agua, 1 pellizco de sal.

Poner en una cazuela el agua y los copos, salar y hacer hervir; bajar el fuego y dejar cocer de 5 a 20 minutos, a gusto.

Antes de consumirlos se pueden dejar reposar para que se inflen ulteriormente.

PASTA Y ÑOQUIS

En macrobiótica se usan diferentes tipos de pasta según la harina de base, que puede ser de grano duro o blando, de sarraceno o de arroz.

Se cuece siempre en agua hirviendo, con poca sal, de 15 a 20 minutos.

Tallarines de la abuela

Ingredientes: 6 tazas de harina de grano duro, 2 tazas de agua.

Disponer la harina a modo de cuenco, verter en el centro el agua y trabajarla hasta obtener una masa compacta y elástica. Extender con el rodillo la pasta, lo más fina posible, espolvorearla de harina y enrollarla; cortar tiritas de ½ cm. aproximadamente y ponerlas estiradas. Echar los tallarines en el agua hirviendo; cuando estén cocidos colarlos y pasarlos un momento bajo agua fría. Condimentarlos y servir.

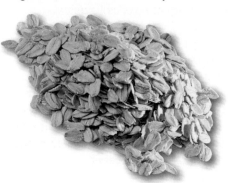

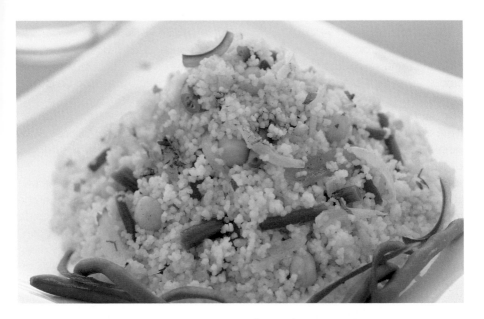

Macarrones en la sartén

Ingredientes: 3 o 4 tazas de macarrones, 3 cebollas, verduras a gusto (zanahorias, berza, rábanos, apio), 1 taza de seitán, alguna hoja de albahaca o perejil, 3 cucharaditas de tamari, 2 cucharaditas de aceite de sésamo.

Cocer los macarrones y, después de colarlos, pasarlos por agua fría. Preparar las cebollas y las verduras cortadas a trocitos, calentar el aceite en una sartén, saltear las verduras un par de minutos; añadir el seitán y las cebollas y saltear todo junto durante unos minutos.

Añadir los macarrones y el tamari y dejar que se calienten a fuego medio; picar las hojas de albahaca o de perejil y esparcirlas sobre los macarrones en el momento de servir.

Ñoquis de sémola al horno

Ingredientes: 1 taza de sémola de grano duro, 2 tazas de agua, 2 pellizcos de sal, alguna gota de tamari, aceite.

Hervir el agua y salarla, verter lentamente la sémola a modo de lluvia, mezclando con una varilla para impedir que se formen grumos; poner la tapa y el rompellamas y dejar cocer durante 13 minutos aproximadamente, a fuego bajo. Quitar del fuego la sémola cocida, enfriarla extendida sobre una superficie lisa y húmeda formando una capa de 1 cm. y medio. Cortar la pasta a rombos de 3 cm. de lado. Untar una pyrex con el aceite y disponer los ñoquis apoyados uno sobre otro. Condimentar con el tamari y gratinar en el horno hasta que se doren (20 minutos aproximadamente).

LOS CONDIMENTOS
La sal y el aceite

Hay que tener en cuenta algunas consideraciones por lo que se refiere a la sal y al aceite. La sal que conviene utilizar es la sal integral marina que no lleva aditivos (por ejemplo, sin antiapelmazante), que contiene una variedad mayor de minerales que le dan un sabor particularmente agradable y facilita la asimilación. Es el condimento más yang, así que es mejor consumir poca sal (nuestra costumbre de salar los alimentos va unida a la de consumir alimentos animales, en donde sí hay necesidad de volverlos sabrosos).

Como los demás ingredientes, también el aceite no debe ser refinado, sino que se tiene que obtener del prensado en frío, preferiblemente de la primera presión. Es preferible el aceite de sésamo, claro y oscuro, y también el de maíz. Y no tanto el de oliva (los radicales lo aconsejan para un consumo más esporádico), o los de cacahuetes y de girasol.

Cualquier condimento debe ser usado con moderación.

Algunos condimentos nos ayudan a resaltar el sabor de los alimentos y también a equilibrarlos. En general usaremos de tipo salado (yang), así que hay que usarlos con moderación. Alguno, como las salsas de soja, se encuentran ya preparados en las tiendas especializadas.

Sal de sésamo (gomasio)

El gomasio es uno de los aderezos esenciales en macrobiótica y, en ensaladas, un perfecto sustituto de la sal.

Ingredientes: 1 cucharadita y ½ de sal, 8-10 cucharaditas de semillas de sésamo (el sésamo negro es más nutritivo).

Tostar de forma uniforme la sal en una sartén durante algún minuto, meterla en un mortero (algunos seguidores de la macrobiótica utilizan un «suribachi», el mortero tradicional japonés) y reducirla a polvo. Enjuagar las semillas de sésamo, dejar que se sequen y tostarlas en una sartén uniformemente hasta que oscurezcan y exploten; unirlas con la sal en el mortero y machacar todo.

Se puede poner el gomasio en un tarro de cristal y usarlo para condimentar los cereales o las ensaladas. ¡Pero no conviene guardarlo demasiado tiempo!

Recientemente han aparecido gomasios que incluyen algún otro ingrediente interesante, como las algas.

Condimento a base de alga nori

Ingredientes: 5 hojas de alga nori, agua (la necesaria), tamari (lo que haga falta).

Cortar las hojas de nori a trocitos y meterlas en una cazuela; añadir, en igual cantidad, agua y tamari hasta cubrirlas y hervir.

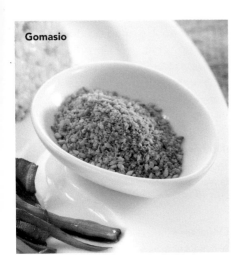
Gomasio

Bajar el fuego, poner la tapa y el rompellamas. Dejar que se consuma el líquido y añadir alguna gota de tamari.

Es un condimento adecuado para cereales, hay que usar 1 o 2 cucharaditas por cabeza.

Miso

Es una especie de pasta vegetal derivada de la fermentación de la soja, a la cual se puede añadir un cereal (cebada o arroz) durante la fabricación. Existen varias clases de miso (mugi –más bien dulce–, genmai, hatcho –ideal en invierno–, kome, shiro-miso, aka-miso –rojo, fuerte y salado–...), que normalmente dependen del tipo de cereal utilizado para acompañar a la soja.

Es un producto típicamente japonés muy digestivo que se usa para condimentar cereales, verduras y legumbres o como ingrediente para sopas y caldos.

Hay que añadirlo al terminar la cocción, porque es muy salado.

Importante: no hay que hervirlo más de algunos minutos e incluso mejor no hervirlo, para no destruir su riqueza en enzimas.

Tamari

Es un subproducto del miso: el líquido que rezuma al terminar el proceso de preparación de éste. Se puede obtener también de la fermentación de la soja, que se pone en remojo con sal.

Se utiliza como sustituto de la sal, y es preferible a ésta por su concentración de proteínas, vitaminas y oligoelementos, si bien se recomienda su uso con moderación.

Shoyu (salsa de soja)

Se obtiene de la fermentación de soja y trigo o arroz tostados, molidos y salados. Es parecido al tamari, pero más suave y menos salado que éste, así como algo más líquido. Al ser más equilibrado, podremos utilizarlo a diario.

Umeboshi

Es un tipo de ciruela que, recogida todavía verde, se pone a secar al sol y después a fermentar bajo sal. Tiene notables propiedades medicinales, facilita la digestión, purifica la sangre y el hígado. La pulpa puede ser utilizada para condimentar cereales, verduras, ensaladas o como ingrediente para la preparación de otros platos.

LAS SOPAS

Las sopas, caldos, cremas vegetales y potajes son un plato fundamental en la comida macrobiótica. Se aconseja tomar 1 o 2 tazas todos los días.

Se pueden inventar a cientos, según las estaciones y los deseos de cada uno.

Los ingredientes base para su preparación son: agua, agua de cocción de la pasta o de remojo de los cereales y de las algas, caldo vegetal, verduras, algas, cereales (también pasta y copos), legumbres y (muy de vez en cuando) pescado.

Las verduras pueden saltearse previamente en la sartén con un poco de aceite.

En cuanto a la cocción, en macrobiótica se aconseja también el uso del «método a capas", que consiste en disponer los ingredientes separados y a capas en la cazuela, iniciando por aquellos más yin que estarán en el fondo, para llegar a aquellos más yang. Por ejemplo: las cebollas estarán en el fondo y los cereales en la superficie, cubrirlos con agua y cocerlos sin mezclarlos. Esta disposición tiene el objetivo de armonizar al máximo los sabores de las verduras: las yin tienen tendencia de sabor ascendente, las yang descendente.

Sopas de miso

Son sopas de legumbres, verduras o algas cocidas sin sal y condimentadas con miso (basta un cuarto y medio de cucharita por persona), diluido en agua y añadido dos minutos antes de servir.

Sopas tradicionales japonesas, son muy energéticas e ideales también para el desayuno.

Sopa de miso a la japonesa

Ingredientes: 2 o 3 cucharaditas de miso, 2 o 3 tazas de agua, 2 zanahorias, 2 cebollas, 6 cm. de alga wakame.

Dejar en el agua el alga durante 5 minutos, sacarla y cortarla a trocitos finos. Lavar y cortar las zanahorias tipo cerillitas (antes a rodajas y después a cerilla), lavar y cortar las cebollas a ½ luna. Hervir el agua, añadir la alga y dejar cocer durante 10 minutos.

Añadir las cebollas y dejar cocer otros 10 minutos, después unir las zanahorias dejando cocer otros 10 minutos.

Poner el miso en un mortero y hacer una crema machacándolo con un poco de caldo de la sopa; añadir el miso a la sopa, dejar hervir un par de minutos y apagar.

Sopa de verduras al miso

Ingredientes: 4 tazas de agua, 1 cucharadita de miso, 1 puerro, 2 zanahorias, 1 tallo de apio, 1 taza de calabaza a trocitos, 2 hojas de berza, aceite.

Untar el fondo de una cazuela y saltear las verduras lavadas y cortadas: el puerro a rodajas, la berza a tiras, las

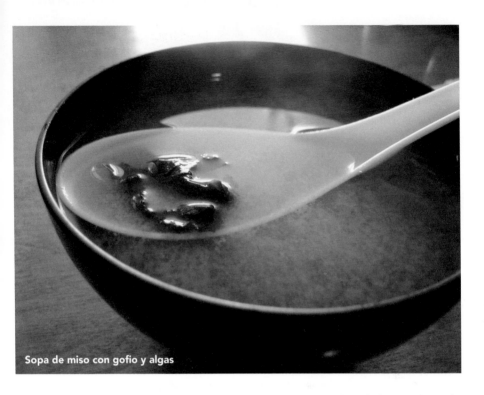
Sopa de miso con gofio y algas

otras a cuadraditos. Añadir el agua ya hervida y cocer con el rompellamas durante 20 minutos.

Antes de apagar el fuego unir el miso machacado en el mortero con un poco de agua.

Sopa de mijo con verduras y miso (invierno)

Ingredientes: 1 taza de mijo, 4/6 tazas de agua, 1 cucharada de miso, 2 cebollas, 1 zanahoria, 3 hojas de acelgas.

Lavar y cortar las cebollas a cuadraditos y las zanahorias a rectángulos (iniciando a tronquitos); lavar y sepa-

rar las hojas verdes de las acelgas de las pencas que se cortarán a losange (rombos). Saltear las cebollas y las pencas de las acelgas con un poco de agua durante un par de minutos, después añadir las zanahorias. Encima de las verduras se dispone el mijo mondado y enjuagado y se añade el agua, ya hirviendo, de modo que las capas no se mezclen, hasta recubrir todo algún centímetro.

Dejar cocer tapado y con el rompellamas a fuego moderado durante 25 minutos.

Al final de la cocción añadir el miso y las hojas de las acelgas cortados finamente.

Sopa de acelga y copos de avena

Ingredientes: 1 manojo de acelgas, 1 cebolla, 4 cucharadas de copos de avena, 1 cucharada de harina de arroz, 4 tazas de agua, tamari.

Engrasar el fondo de una cazuela y saltear la cebolla cortada fina; añadir las acelgas cortadas a tiras, los copos de avena y el agua ya hirviendo; llevar todo a ebullición, bajar el fuego y dejar cocer durante 15 minutos.

Quitar del fuego y pasar todo por el pasapurés y volver a poner dentro de la misma cazuela; deshacer en poca agua la harina de arroz y añadirla al puré, poner otra vez en el fuego durante otros 15 minutos. Al final de la cocción condimentar con tamari.

Sopa de garbanzos

Ingredientes: 2 tazas de garbanzos, 6 tazas de agua, 1 cebolla, 10 cm. de kombu, 3 hojas de laurel, 2 pellizcos de sal.

Lavar los garbanzos y dejarlos a remojo durante una noche; lavar y dejar a remojo la kombu durante 10 minutos; pelar y cortar la cebolla a medias lunas, poner la kombu en una olla a presión, ponerle por encima la cebolla y los garbanzos.

Al final añadir las respectivas aguas de remojo, el laurel y la sal; cocer con rompellamas durante 40 minutos.

Miso con champiñones

Sopa de cebollas con ñoquis de sarraceno (invierno)

Ingredientes: 4 cebollas grandes, ½ taza de harina de sarraceno, 4 tazas de agua, 1 cucharada de semillas de sésamo, 1 cucharada de tamari.

Aplastar las semillas de sésamo en el mortero, añadirlas a la harina, preparar una cuenca y verter el agua necesaria y un poco de tamari, amasar y formar pequeños ñoquis; lavar y cortar las cebollas a cuadraditos, cocerlas con 4 tazas de agua durante 10 minutos, añadir los ñoquis y cuando subirán a la superficie añadir el tamari restante y servir.

Sopa de cebada con verduras

Ingredientes: 1 taza de cebada, 1 zanahoria, 1 puerro, 1 cebolla, 1 tallo de apio, 3 hojas de laurel, 4 tazas de agua, tamari.

Dejar la cebada, mondada y lavada, en remojo durante 24 horas en 4 tazas de agua.

Lavar y cortar finamente las verduras, ponerlas en una cazuela con la cebada, el agua de remojo y las hojas de laurel y cocer con la cazuela tapada y con el rompellamas durante 2 horas. Al final de la cocción añadir un poco de tamari.

LAS VERDURAS

Como se sabe, las verduras son una importantísima fuente de sales minerales, vitaminas y, en menor cantidad, proteínas, grasas y carbohidratos.

Como se ha dicho en la introducción, son más yang las verduras que crecen bajo tierra, y más yin las que crecen sobre el nivel del suelo. Es importante comer verduras de temporada procedentes de cultivos biológicos y lo más frescas posible, porque conservan una mayor energía vital y todos sus elementos.

Vale la pena recordar también que conviene consumirlas en su totalidad, sin pelarlas, simplemente hay que lavarlas y, las que crecen bajo tierra, como las zanahorias, rasparlas con un cepillito.

Las verduras se pueden consumir crudas (en verano y en cualquier caso nunca en grandes cantidades) condimentadas con gomasio y un poco de aceite o con salsas (ver recetas) o bien escaldadas en agua hirviendo durante pocos minutos, cocidas al vapor, hervidas, sobre todo las verduras verdes; se pueden también saltear con poco aceite, o en un poco de agua, o bien hacerlas a la plancha.

Son óptimas también cocidas en el horno con un poco de agua o en una pyrex engrasada; o en tempura (rebozadas), es decir, fritas en aceite con una masa para rebozar o enharinadas.

En macrobiótica se evitan las solanáceas (tomates, berenjenas, patatas, pimientos) porque son exageradamente Yin: dispersan las energías, debilitan y «enfrían» el organismo.

Zanahorias al hinojo silvestre

Ingredientes: 7 o 8 zanahorias grandes, 3 hinojos silvestres, salsa de umeboshi, aceite.

Para hacer la salsa de umeboshi: meter 2 umeboshi en una taza de agua y dejar que se ablanden, después aplastarlos en el mortero; hacer hervir la pulpa durante 10 minutos, filtrar la salsa y guardar a parte la pulpa (se podrá añadir a cereales o verduras).

Lavar y cortar las zanahorias a tiritas, untar el fondo de una cazuela con aceite y saltearlas. Continuar cociendo con la tapa, añadiendo poco a poco la salsa de umeboshi, hasta que se absorba totalmente (aproximadamente 15 minutos); añadir al final de la cocción el hinojo desmenuzado.

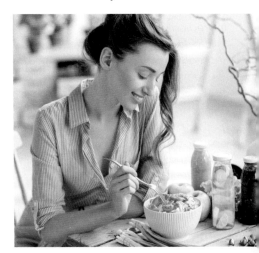

Cebolletas en agridulce

Ingredientes: *4 tazas de cebolletas, ½ taza de salsa de umeboshi, 2 cucharaditas de aceite.*

Pelar las cebolletas; calentar el aceite en una cazuela y sofreírlas.

Continuar la cocción añadiendo poco a poco la salsa de umeboshi hasta que se absorba totalmente.

Ortigas primaverales

Ingredientes: *una ensaladera de brotes de ortiga, 1 cucharadita de aceite, 1 cucharada de harina de sarraceno, 1 pellizco de sal, el agua necesaria.*

Lavar los brotes de ortiga. Calentar el aceite y saltearlos. Añadir la harina, desecha en un poco de agua caliente, con la sal. Tapar y dejar cocer con rompellamas durante 20 minutos aproximadamente.

Coliflor al horno con bechamel

Ingredientes: *1 coliflor, 3 cucharadas de harina de grano blando, agua, aceite, 1 pizca de tomillo, 2 pellizcos de sal.*

Cocer la coliflor en poca agua salada, apagar cuando esté todavía «al dente» y cortarla a trocitos.

Para la bechamel: calentar el aceite, tostar la harina, añadir el agua de cocción de la coliflor poco a poco, mezclando para que no se formen grumos; aderezar con el tomillo.

Disponer la coliflor en una pyrex engrasada, verter encima la bechamel y meter al horno a temperatura media hasta que la bechamel no se haya dorado (aproximadamente 15 minutos).

Puerros salteados al miso

Ingredientes: *2 puerros, 1 cucharada de miso, aceite, 1 taza de agua.*

Lavar los puerros y cortarlos a rodajas finitas. Calentar el aceite en una sartén, saltear los puerros en el aceite durante algún minuto, añadir el miso deshecho en 1 taza de agua. Bajar el fuego y dejar cocer 15 minutos.

Tempura de verduras

Es el clásico rebozado, al estilo de Extremo Oriente. Se procede sumergiendo las verduras en una masa para rebozar, de agua y harina y friéndolas en aceite abundante. Es una cocción muy yang, que se presta muy bien para las verduras más yin, aunque también el seitan, el tofu y las algas se pueden cocer de esta forma.

Dosis para la masa para rebozar según el tipo de harina
- 1 taza de harina de trigo, 1 taza de agua, 2 pellizcos de sal.
- 1 taza de harina de trigo, un cuarto de harina de sarraceno, 1 taza y un cuarto de agua, 3 pellizcos de sal.
- 1 taza de harina de trigo, 1 taza de agua, 1 cucharadita de arruruz o de kuzu (tipos de fécula), 3 pellizcos de sal.

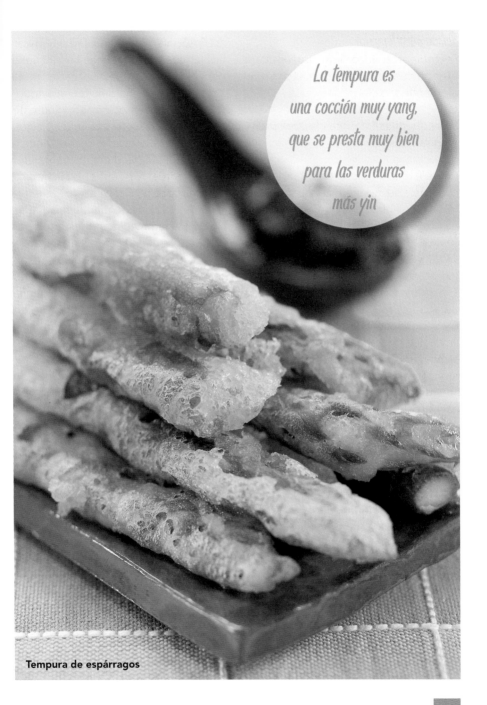

La tempura es una cocción muy yang, que se presta muy bien para las verduras más yin

Tempura de espárragos

Salsas para tempura

Servirlas en cuencos individuales. Para prepararlas es suficiente mezclar muy bien en frío los ingredientes.

Ingredientes: 4 cucharadas de tamari, 4 cucharadas de agua, ½ cucharadita de jengibre.
O bien: 4 cucharadas de tamari, 4 cucharadas de agua, 1 cucharadita de rábanos rallados.

Salsas para ensaladas

Ingredientes: 2 cucharadas de tamari, 1 cucharada de limón, 4 cucharadas de agua.
O bien: 2 cucharadas de vinagre de arroz, 3 cucharadas de semillas de sésamo, alguna gota de shoyu, ½ cucharadita de jengibre fresco rallado.

Lavar, tostar y machacar en el mortero las semillas de sésamo, añadirlas después a los otros ingredientes.

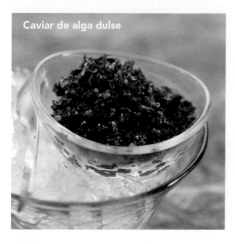

Caviar de alga dulse

ALGAS, «VERDURAS DE MAR»

Las algas son un alimento precioso para quien está acostumbrado a una alimentación excesiva. Su abundancia en minerales posee un excelente efecto alcalinizante sobre la sangre, que queda purificada de los efectos acidificantes de la dieta moderna.

Algunas algas contienen más proteínas que la leche y casi todas carecen de calorías; contienen además muchas vitaminas, aunque en menor cantidad que las verduras de tierra.

Las algas ayudan también a disolver las grasas y los depósitos de mucosidad que se forman en el organismo a causa del excesivo consumo de carne, quesos y lácteos en general.

Actualmente en las tiendas de productos naturales se pueden encontrar más o menos una docena de tipos de algas que se diferencian entre ellas por el sabor, densidad y color. Encontramos el picante gusto aromático y mineral de la dulse color rojo púrpura, el sabor delicado de la verde nori y de las wakame, o bien el dulzor de la kombu. Con sabor más decidido y gustoso el de los filamentos de arame, y más marcado el de los negros «pelopincho» de las hiziki.

Combinadas con otros ingredientes y cocidas con esmero, las algas amplían el horizonte culinario tradicional.

Normalmente las que se encuentran en los comercios están secas y se pueden conservar durante mucho tiempo en frascos cerrados. Antes de cocerlas es necesario lavarlas bajo el grifo y después dejarlas en remojo.

Es importante consumir las algas en pequeñas cantidades, pero regularmente, por esto se pueden usar como ingrediente de los platos de cada día.

El alga agar-agar, de sabor neutro, es muy gelatinosa y el gelificante ideal para sustituir las hojas de gelatina convencionales, a base de polímeros cuya materia prima es poco recomendable.

Alga nori

Llamada también lechuga de mar está entre las más agradables al paladar. Prepararla es fácil y rápido. En el comercio se encuentra seca en hojas. Tiene el poder de reducir la tasa de colesterol en la sangre, deshaciendo los depósitos de grasa, facilita la digestión y ayuda a asimilar las proteínas.

Nori en sopa

Ingredientes: 1 cebolla, 4 hongos frescos, 2 hojas de nori, 1 ramita de perejil, 5 tazas de agua, 5 cucharadas de shoyu, aceite de sésamo.

Lavar y cortar la cebolla a cuadraditos y los hongos en tiritas finas. Engrasar el fondo de una cazuela honda, saltear la cebolla durante 3 minutos.

Añadir los hongos y saltear un par de minutos; unir el agua ya hirviendo y volver a hervir. Desmigar dentro la nori, bajar el fuego y cocer 5 minu-

tos; añadir el shoyu, apagar el fuego y adornar con el perejil picado.

Cucuruchos de nori y arroz (verano)

Ingredientes. Para 8 cucuruchos: 2 hojas de nori, 1 taza de arroz cocido, 2 zanahorias, 2 manojos de berros, 4 cucharadas de semillas de sésamo tostadas, 1 cucharada de zumo de limón.

Tostar las hojas de nori teniéndolas a 20-30 cm. de la llama, con el lado brillante vuelto hacia lo alto (se volverán verde claro); cortarlas en cuatro partes con tijeras y con cada hojita formar un cucurucho haciendo que se adhieran las partes que coinciden con una gota de agua.

Lavar y rallar las zanahorias, lavar y picar los berros, dejando a parte algún ramillete para la decoración final.

Meter todos los ingredientes en un recipiente y mezclar bien; llenar cada cucurucho con el relleno obtenido, añadir un ramillete de berros en la punta de cada cucurucho y servir.

Salsa de nori

Ingredientes: 3 hojas de nori, ½ taza de agua, 1 cucharadita de gomasio, 1 cucharadita de aceite, alguna gota de zumo de limón.

Cortar cada hoja de nori en ocho trozos y ponerlos en remojo con el agua. Calentar el aceite en una cazuela y saltear durante algún minuto las noris coladas; añadir el agua de remojo poco a poco, tapar, bajar el fuego y dejar cocer 10 minutos; apagar y añadir el gomasio y el zumo de limón.

Esta salsa es adecuada para condimentar los cereales.

Alga kombu

Se presenta en tiras negras y espesas. Con este nombre se definen una amplia gama de algas oscuras pertenecientes a la familia de las laminarias. Se usan para aderezar, endulzar, suavizar otros alimentos. Se aconsejan especialmente para la cocción de las legumbres que resultan más digeribles y porque evitan la formación de gases intestinales. Se recomienda para el tratamiento de artritis, para desequilibrios glandulares, para enfermedades pulmonares y cardiovasculares.

Zanahorias abrazadas por kombu

Ingredientes para dos personas: 4 tiras de kombu, aproximadamente de 20 cm. cada una, 2 zanahorias del mismo grosor, 2 tazas de agua, 1 cucharadita de shoyu.

Dejar la kombu a remojo durante 1 hora. Lavar y cortar en forma de palitos las zanahorias; colar y cortar en 3 trozos largos como los palitos de zanahoria 3 tiras de kombu; enrollar con éstas los palitos de zanahoria.

Colar y cortar por lo largo, en tiritas finas, la cuarta tira de kombu; con las tiritas obtenidas atar los rollitos precedentes.

Poner en una cazuela, con el agua de remojo de las algas, las zanahorias envueltas; hervir, tapar y dejar cocer con rompellamas durante 45 minutos. Quitar la tapa, añadir el shoyu y hacer evaporar completamente el agua; servir las zanahorias colocadas de pie en los platos.

Estofado de kombu y zanahorias

Ingredientes: 30 cm. de kombu, 2 zanahorias, 1 cebolla, agua, shoyu.

Poner la kombu en una cazuela que pese y cubrirla de agua, dejarla a remojo 1 hora.

Lavar y cortar las zanahorias a cuartos de tronquito, pelar y cortar la cebolla a rodajas finas, meter en la cazuela la cebolla y las zanahorias, añadir agua hasta cubrir las verduras.

Poner en el fuego con rompellamas y dejar cocer con la cazuela tapada durante 20 minutos. Antes de servir mezclar y condimentar con shoyu.

Alga kombu

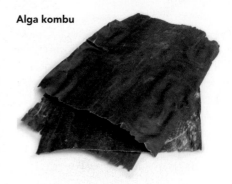

Kombu tostada

Ingredientes: 1 tira de kombu

Con un paño húmedo limpiar esmeradamente la kombu y tostarla en el horno, a temperatura media, durante 10 minutos hasta que se vuelva crujiente. Machacarla en un mortero hasta que se reduzca a polvo y conservarla en un frasco de cristal cerrado. Resulta un condimento salado rico en minerales que se podrá integrar con semillas de sésamo, girasol o calabaza que a su vez se tostarán y machacarán en el mortero.

Alga wakame

Posee un sabor delicado y se combina bien con las verduras de tierra. Por esto es un precioso ingrediente para sopas de verduras o de miso. Como la kombu, tiene la propiedad de reblandecer las fibras de los alimentos junto a los que se cuece.

Es un desintoxicante del hígado y ayuda al organismo a eliminar desechos radiactivos y metales pesados.

Wakame con verduras escaldadas

Ingredientes: 2 zanahorias, ½ coliflor, un puñado de judías verdes, ½ taza de brotes, 1 tira de wakame, 4 cucharadas de vinagre de arroz, 1 cucharada de shoyu, 1 cucharada de agua.

Lavar y cortar las verduras: las zanahorias a rodajas finas, la coliflor aislando las inflorescencias; escaldarlas, por separado, durante algún minuto en agua caliente y dejarla enfriar en un plato. Poner en remojo la wakame 5 minutos y, después de haberla cortada en trocitos, añadirla a las verduras y mezclar; condimentar uniendo el vinagre, el shoyu y el agua.

Algas kombu y nori

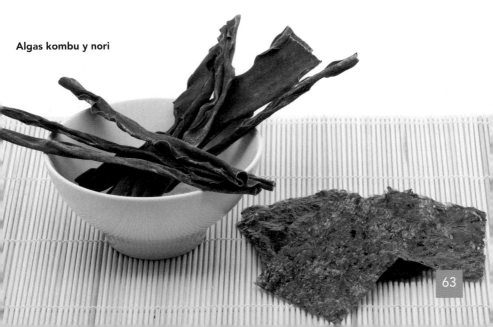

63

Ensalada estival con wakame

Ingredientes: *3 tiras de wakame, 1 pepino mediano, 1 zanahoria pequeña, 2 cucharadas de semillas de sésamo, 3 pellizcos de sal, 1 cucharada de tamari.*

Lavar y cortar la zanahoria en juliana y el pepino a medias lunas; quitar el amargor al pepino dejándolo macerar después de salarlo sobre un paño absorbente.

Dejar en remojo la wakame 10 minutos, colarla y cortarla a trocitos regulares; tostar y machacar en el mortero las semillas de sésamo, unirlas a los otros ingredientes, mezclar, condimentar con tamari.

Alga dulse

De color rojo púrpura, es una alga blanda, con un particular gusto picante. Es originaria del Atlántico del Norte y ha sido un alimento tradicional para los pueblos de Europa del norte occidental. Entre las algas es la más rica en hierro y sales minerales y está indicada para personas anémicas, durante el embarazo y con problemas gastro-intestinales.

Dulse en salsa

Ingredientes: *2 cebollas, 1 puñado de alga dulse, ½ taza de agua, 2 hojas de salvia, 1 cucharadita de tamari, alguna gota de zumo de limón, aceite.*

Enjuagar la dulse y dejarla en remojo durante 10 minutos; mientras tanto lavar y cortar las cebollas finitas, a medias lunas y saltearlas algún minuto en una cazuela engrasada. Unir la dulse con su agua y las hojas de salvia; dejar cocer a fuego bajo hasta la total absorción del agua. Al final de la cocción añadir el tamari y el zumo de limón, mezclar y condimentar cereales, pasta o verduras.

Sopa de dulse y copos de cereales

Ingredientes: *½ cebolla, 1 taza de copos, ½ taza de alga dulse, 5 tazas y tres cuartos de agua, 1 ramita de perejil.*

Enjuagar la dulse, cortarla fina y ponerla a remojo en 3/4 de taza de agua durante 5 minutos. Lavar y cortar la cebolla a medias lunas; hervir 5 tazas de agua y añadir la cebolla; bajar el fuego y dejar cocer durante 5 minutos. Añadir los copos y la dulse con su agua, continuar a cocer con rompellamas durante media hora.

En el momento de servir poner el perejil picado.

Ensalada de dulse y brotes

Ingredientes: *2 tazas y ½ de brotes (de mostaza, de alfa-alfa o de berros), 1 taza de dulse, 2 zanahorias, 1 cucharada de gomasio, 1 cucharada de tamari, 1 puñado de almendras peladas.*

Lavar y rallar las zanahorias; poner en remojo 5 minutos la dulse y cortarla finita; escaldar los brotes en agua hirviendo durante 1 par de minutos y triturar las almendras. Unir los ingredientes, mezclar y condimentar con el gomasio y el tamari.

Alga hiziki

Son filamentos negros, cilíndricos, de sabor fuerte. Es muy rica en calcio y tiene el poder de fortificar el pelo y de tonificar la piel. Se vende seca, hay que lavarla con esmero antes de ponerla en remojo, donde se agranda bastante. Requiere una cocción bastante más prolongada que las otras algas.

Hiziki en cazuela

Ingredientes: 1 taza de hiziki, ½ cebolla, ½ zanahoria, 1 taza de agua, aceite, tamari.

Lavar las algas y dejarlas en remojo durante 30 minutos. Lavar y cortar en rodajas la cebolla y la zanahoria; saltearlas en una cazuela engrasada durante algún minuto y añadir las algas. Dejar cocer con el rompellamas, añadiendo el agua del remojo poco a poco, aproximadamente media hora; dejar absorber toda el agua y antes de apagar el fuego añadir el tamari.

Bocaditos de hiziki fritos

Ingredientes: ¼ de taza de hiziki, 1 taza de agua, 1 taza de tofu, 1 zanahoria, 1 cucharada de gomasio, 1 ra-

mita de cebollino francés, harina (la necesaria), aceite para freir, hojas de lechuga para adornar.

Enjuagar las algas y ponerlas en remojo; aplastar el tofu (quitarle el líquido en exceso) en el mortero. Poner las algas en una cazuela con su agua y hervirlas; tapar, poner el rompellamas y cocer a fuego bajo durante media hora, dejando que el líquido evapore completamente.

Dejarlas enfriar y picar la zanahoria y también el cebollino francés. Hacer una masa con el tofu, las algas, las verduras y el gomasio; formar bolitas y pasarlas por harina; en una sartén calentar dos dedos de aceite y freír

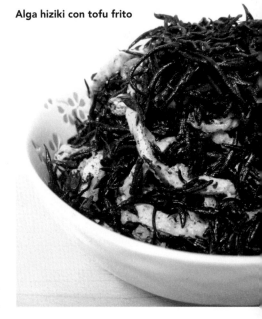

Alga hiziki con tofu frito

las bolitas, pocas cada vez, dándoles la vuelta a menudo hasta que se doren uniformemente.

Después de secarlas con una hoja de papel de cocina absorbente, servirlas sobre hojas de lechuga y condimentar con salsa para tempura.

Alga agar-agar
Su poder mucilaginoso gelificante la convierte en una gelatina natural de sabor neutro que no altera el sabor de los otros ingredientes. Es muy nutritiva y se puede usar para gelatinas de verdura o de fruta, o para la preparación de postres. Tiene efecto yin, refrescante, y relajante, diurética, laxante y, no conteniendo calorías, se adapta bien a quien quiere adelgazar.

Se puede encontrar a la venta en copos, en barritas o en polvo.

Tallarines en gelatina
Ingredientes: 3 platos de tallarines cocidos, 2 cebolletas, ½ taza de agar-agar, 3 tazas de agua, ½ zanahoria, 2 cucharadas de shoyu.

Lavar y cortar las cebolletas en rodajas finas, cortar a trozos los tallarines; mezclar tallarines y cebolletas y meterlos en un molde mojado. Poner en remojo la agar-agar en 3 tazas de agua y dejarla durante 15 minutos; hervir, bajar el fuego y, mezclando continuamente, cocer hasta que la alga se haya desecho completamente; apagar y añadir el shoyu.

Lavar y cortar la zanahoria a estrellitas; poner los tallarines en un plato y adornar con la zanahoria, verter encima la alga desecha; dejar enfriar y solidificar.

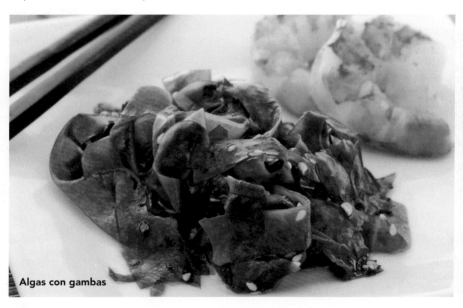
Algas con gambas

FERMENTADOS

Pickles y chucrut
(verduras fermentadas)

Para conservar los alimentos se puede usar un procedimiento de fermentación controlada en agua y sal (salmuera) que enriquece los ingredientes de base de ácido láctico y enzimas que desenvuelven una acción digestiva y equilibran la flora bacteriana intestinal.

Los encurtidos en salmuera se pueden preparar de muchas formas: con verduras, legumbres, tofu, fruta y pescado. Para la fermentación se pueden utilizar sal marina, miso, tamari, umeboshi…

Representan un importante complemento de los cereales porque facilitan la asimilación de los alimentos vegetales en las personas habituadas a una dieta rica en carne y azúcares.

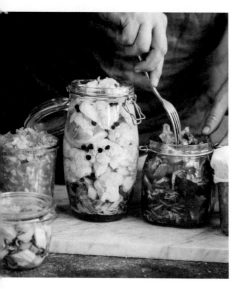

Se deben consumir con moderación, pero a menudo (2 o 3 trocitos al día).

Para la preparación es mejor utilizar una prensa pertinente o recipientes cilíndricos de cerámica o de madera y de ingredientes naturales. La fermentación debe hacerse en un lugar fresco y seco y es aconsejable hacer las primeras pruebas en otoño-invierno. Después de la fermentación se pueden conservar los alimentos en salmuera en el frigorífico durante varios días.

Verduras bajo sal

Ingredientes: 500 g de verduras cortadas a trozos, 1 o 2 cucharadas de sal.

Lavar y cortar las verduras en la cantidad adecuada al tarro que se haya elegido. Poner un poco de sal en el fondo del tarro, (si no se tiene una prensa), poner una capa ligera de verduras, esparcir encima la sal, poner otra capa de verduras y así sucesivamente… Terminar con la sal.

Colocar un platito de madera de la medida del tarro, encima de todo poner un peso de 3 o 4 kg para que aplaste las verduras; las verduras tienen que perder agua, si no sucediera esto probar a aumentar el peso o a añadir un poco de agua hervida y salada.

La fermentación tiene que producirse en lugar fresco y al oscuro y dura de 7 a 15 días según la temperatura; a fermentación acabada conservar en el frigorífico.

Verduras en salmuera con umeboshi

Ingredientes: *verduras cortadas, 3 tazas de agua, 1 pizca de tomillo, 3 umeboshi.*

Hervir las umeboshi durante 10 minutos; poner las verduras en un recipiente, verter por encima el líquido de umeboshi hirviendo, añadir el tomillo, tapar y dejar reposar una noche.

El líquido se puede usar más veces o usarlo en sopas o para condimentar.

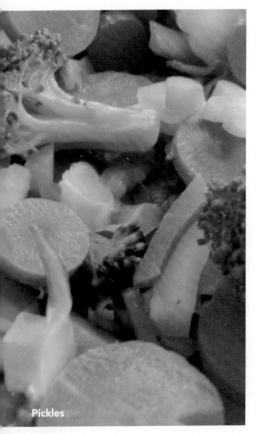

Pickles

Verduras en salmuera con tamari

Ingredientes: *verduras, agua y tamari en igual cantidad, ½ tira de alga kombu.*

Disponer las verduras cortadas en un tarro, llenando tres cuartos del mismo; poner a remojo la kombu con parte del agua que se usará después y cuando se haya ablandado añadirla al tarro.

Hacer una mezcla de agua y tamari y verterla dentro del tarro hasta cubrir las verduras, cubrir con un paño de lino.

Dejar fermentar desde algún día a dos semanas, según la consistencia de las verduras usadas.

Verduras en salmuera con salvado

Ingredientes: *1 kg de salvado de arroz o de trigo, 5 tazas de agua, tres cuartos de taza de sal, verduras.*

Tostar el salvado; hervir el agua con la sal; dejarla enfriar y mezclarla con el salvado.

Disponer en el fondo de una prensa (o de un tarro) una capa de salvado húmedo, poner una capa de verdura, poner encima otra capa de salvado y así sucesivamente; terminar con una capa de salvado.

Prensar todo. Después de ocho días podéis comenzar a tomar la verdura, que reemplazaréis poco a poco: la mezcla puede durar incluso un año.

Tofu en salmuera al miso

Ingredientes: 200 g de tofu, miso (lo necesario para cubrir el tofu).

Cortar el tofu a trozos regulares, después prensarlo para que pierda líquido. En un recipiente rectangular con bordes altos poner una capa ligera de miso; disponer encima los trozos de tofu y recubrirlo con más miso (se pueden hacer varias capas). Cubrir con una esterilla o un paño de lino y dejar reposar durante al menos 3 días o más si se quiere que el sabor sea fuerte.

Comer el tofu «limpio» de miso, que se conservará para alguna sopa o para otra salmuera.

Chucrut casera

Ingredientes: 1 berza blanca, sal, 1 cucharada de semillas de cilandro.

Lavar, secar y cortar la berza a tiras finas. En un tarro grande disponer una capa de berza, después esparcir la sal y así sucesivamente. Cubrir todo con un platito sobre el que pondréis un peso para prensar bien la berza; al día siguiente se habrá formado espuma, quitarla, añadir las semillas de cilandro y mezclar. Continuar la operación una vez al día hasta que no se formará más la espuma.

Terminada la fermentación se pueden poner las berzas en tarritos que se cerrarán y conservarán en el frigorífico.

LAS LEGUMBRES

Son la proteína vegetal por excelencia y su carencia de aminoácidos esenciales se puede eludir acompañándolas con cereales. Es una unión excelente, en la que cada componente aporta los principios carentes en el otro combinándose en forma de «proteínas nobles».

Las legumbres deberían representar del 5 al 10% de una comida bien equilibrada. Para facilitar la digestión deben estar bien cocidas, pero no desechas, (para esto se puede usar en la cocción un trozo de alga kombu), saladas al terminar la cocción y masticadas lentamente.

Tienen propiedades benéficas para los riñones y para la voz, entre otras muchas. Con todo, también para las legumbres vale la regla general de no abusar y ellas y de la variedad, tanto al elegirlas de diferentes tipos como en los modos de preparación.

Lentejas

Las lentejas son uno de los primeros alimentos consumidos por el ser humano. Están entre las legumbres las más pequeñas y más yang, por tanto resultan muy adecuadas en invierno. Se digieren bien, son sabrosas y ricas en proteínas y glúcidos. Las lentejas poseen una elevada concentración de hierro, de potasio y de vitamina B. Se usan tres tipos: verdes, marrones y rojas (descortezadas).

La lenteja roja tipo coral es de muy fácil cocción y está muy rica para acompañar platos combinados de cereales, verdura y algo de proteína (seitán, hamburguesa vegetal, tempeh, etc.)

Croquetas de lentejas

Ingredientes: 2 tazas de lentejas cocidas, 2 chalotas, 5 aceitunas negras, 4 cucharadas de harina de trigo, 2 cucharaditas de tamari, aceite.

Lavar y picar las chalotas y saltear en poca agua; picar las aceitunas. Pasar por el pasapuré las lentejas, chalotas y aceitunas; añadir al puré el tamari; formar croquetas, enharinarlas y freírlas en el aceite caliente hasta que se doren completamente.

Lentejas con mijo y verduras (invierno)

Ingredientes: 1 taza de mijo, ½ taza de lentejas verdes, 2 tazas y ½ de agua, 1 zanahoria, ½ cebolla, shoyu.

Lavar las lentejas ponerlas en remojo en el agua; lavar y cortar la zanahoria a cuartos de rodaja y la cebolla a trocitos. Mondar y lavar el mijo, tostarlo en una olla a presión durante 5 minutos; añadir las lentejas con su agua y las verduras, poner la tapa y cocer 20 minutos desde que empiece a pitar la olla. Bajar la presión naturalmente, abrir y condimentar con el shoyu.

Garbanzos

Son las legumbres de las regiones áridas, porque se pueden cultivar también en terrenos pobres. Como las lentejas, son ricos en carbohidratos

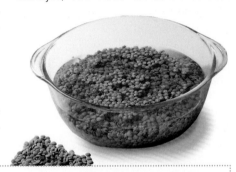

COCCIÓN A PRESIÓN DE LAS LENTEJAS

por cada taza de lentejas	marrones	verdes	rojas
agua	2 tazas	2 tazas	2,5 tazas
tiempo de cocción (tras dejarlas en remojo)	30 minutos	20 minutos	sin remojo
tiempo de cocción (sin haberlas dejado en remojo)	1 hora	50 minutos	30 minutos
Salsa de soja tamari	1 cucharadita	1 cucharadita	1 cucharadita y ½

Añadir, además, para cada tipo, 10 cm de alga kombu y usar el rompellamas.

y proteínas. Son bastante digeribles, pero su cocción es un poco larga, por esto se pueden dejar a remojo 24 horas y es mejor cocerlos a presión.

Cocción a presión

Ingredientes: 1 taza de garbanzos, 3 tazas de agua, 1 ramita de romero, 10 cm de alga kombu.

Lavar y poner en remojo los garbanzos. Después de una noche de remojo poner los garbanzos en una olla a presión con el agua, el romero y la alga dispuesta en el fondo y cocer durante 40 minutos; el líquido en exceso se puede hacer evaporar o conservar para alguna sopa.

Se pueden añadir los garbanzos a un plato de cereales, de verduras o a una ensalada.

Crema de garbanzos

Ingredientes: 2 tazas de garbanzos cocidos, 1 cebolla, 1 ramita de perejil, tamari.

Pasar los garbanzos por el pasapuré. Cortar la cebolla a tiritas y saltearla en poca agua; añadir el puré de garbanzos y cocer durante algún minuto. Condimentar con el tamari y adornar con las hojitas de perejil.

Guisantes

En macrobiótica los guisantes se consideran una «legumbre verde» bien estimada por su versatilidad en la cocina, la simplicidad de cocción y su fácil digestión. Se consumen tanto frescos como secos (troceados); en este último caso su cocción es más larga y requieren unas 8 horas de remojo.

Son las legumbres más ricas en sales minerales (fósforo, hierro y potasio) y son bastante yin.

Guisantes a la mejorana

Ingredientes: 3 tazas de guisantes frescos, 1 cebolla, 1 zanahoria, medio tallo de apio, una pizca de mejorana, un trocito de tofu, agua (la necesaria), aceite, tamari.

Cortar la cebolla a trocitos, lavar y cortar la zanahoria a rodajas y el apio a tiritas. Engrasar el fondo de una cazuela, saltear la cebolla y el apio; añadir la zanahoria y los guisantes, cubrir con agua y dejar cocer a fuego moderado, con la cazuela tapada.

Escurrir el tofu y machacarlo en el mortero, añadirlo a las verduras a cocción casi acabada; apagar y condimentar con tamari.

Crema de guisantes invernal

Ingredientes: 1 taza y ½ de guisantes secos, 4 cm de kombu, 4 tazas de agua, 2 cebollas, 1 taza y ½ de seitan a trozos, aceite, tamari.

Poner a remojo los guisantes durante 8 horas. Cortar las cebollas a tiritas; poner alguna gota de aceite en una olla a presión y saltear las cebollas durante un par de minutos; añadir la kombu, ablandarla en un poco de agua, los guisantes y su agua, poner la tapa y cocer durante 1 hora con el rompellamas.

Bajar la presión, abrir y pasar por el pasapuré; volver a poner el puré en la olla, añadir el seitan y alguna gota de tamari y cocer otra vez, mezclando continuamente, durante 10 minutos.

Habas

Originarias de Africa septentrional, se toleran bien si se consumen frescas, tiernas y dulces. Las secas son menos digestivas, por lo tanto en este caso será mejor consumirlas en cantidades limitadas y descortezadas.

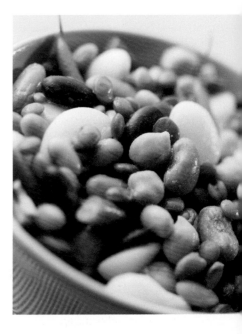

Habas frescas estofadas

Ingredientes: 10 tazas de habas peladas, 1 cebolla, 1 tallo de apio, una ramita de perejil, aceite, agua (la suficiente).

Lavar y cortar a trocitos el apio y la cebolla y saltear en una cazuela ligeramente engrasada. Añadir las habas, cubrir con agua y dejar cocer durante media hora; decorar con hojas de perejil.

Habas secas al espino blanco

Ingredientes: 1 taza de habas secas, 5 tazas de agua, 1 puerro, un puñado de flores de espino blanco, shoyu.

Lavar las habas y dejarlas en remojo 24 horas. Ponerlas después en una cazuela con el agua del remojo y hervirlas; bajar la llama, tapar y continuar la cocción con rompellamas.

Lavar y cortar el puerro a rodajas finas, añadirlo a las habas más o menos a mitad de la cocción; cuando ya están cocidas añadir el espino blanco y el shoyu.

COCCIÓN A PRESIÓN

por cada taza de alubias secas:
- 3 o 4 tazas de agua
- 10 o 15 cm de kombu
- 1 o 2 cucharaditas de tamari
- remojo 8 horas o más
- cocción 1 hora y ½

Alubias

Entre las legumbres, las alubias o judías son las que presentan los tegumentos más resistentes, por esto requieren tiempos largos ya sea de remojo como de cocción. Al contrario de otros alimentos, sin embargo, con la cocción no pierden su valor nutritivo que, es más, mejora. Tienen un elevado contenido de carbohidratos y se conocen de muchos tipos. Como las otras legumbres se pueden consumir tanto frescas como secas.

Alubias estofadas

Ingredientes: 2 tazas de alubias cocidas, su agua del remojo, 2 cebollas, 1 zanahoria, medio tallo de apio, 3 hojas de laurel, aceite.

Lavar y cortar las cebollas a medias lunas, el apio a tiritas, la zanahoria a cuartos de rodaja y saltearlos en poquísimo aceite. Añadir el agua de cocción de las alubias, el laurel y estofar las verduras a fuego bajo con rompellamas; añadir las alubias al final de la cocción y calentarlas durante algún minuto.

Alubias «ajo y salvia»

Ingredientes: 2 tazas de alubias secas, 6 tazas de agua, 10 cm de kombu, 2 dientes de ajo, un puñado de hojas de salvia, aceite, tamari.

Lavar las alubias y ponerlas en remojo durante una noche. Pelar el ajo y aplastarlo en el mortero; calentar alguna gota de aceite en una cazuela de barro, añadir el ajo y sofreír 1 minuto con rompellamas. Añadir después las alubias con el agua, la kombu (ablandada en poca agua que se unirá al resto), y las hojas de salvia lavadas.

Hervir, bajar el fuego y tapar, dejar cocer durante 90 minutos. Añadir alguna gota de tamari y hacer que evapore todo el líquido.

La soja

La soja es originaria del Extremo Oriente y comenzó a ser importada a Europa en el siglo XVIII. Las semillas, parecidas a pequeñas alubias, son ricas en proteínas (38% aproximadamente), vitaminas, sales minerales y grasas (18% aproximadamente). En particular contienen un importante fosfolípido, la lecitina, que es bastante beneficioso para el sistema cardiovascular.

Al natural la soja es indigesta. Y además existe cierta polémica, tanto por parte de nutricionistas convencionales como por dietistas vegetarianos y naturistas, acerca de su digestibilidad. Es evidente que el organismo

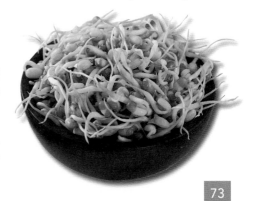

puede asimilarla, pero no está tan claro que sea fácil. En cualquier caso es importante que la cocción sea perfecta para todos los productos naturales derivados de la soja, además de elegir siempre soja no transgénica y de cultivo biológico.

Con la soja se puede obtener un licuado vegetal excelente, la célebre «leche de soja», que es menos grasa que la animal, muy rica y mucho más digestiva y adecuada para todas las edades.

Con la «leche» de soja se obtiene el tofu el tofu (queso), el tempeh y varias salsas de las que ya hemos hablado (miso, tamari, shoyu) ricas de enzimas.

Algunas personas se quejan de que es un alimento absolutamente soso, lo cual puede convertirse en una gran ventaja, ya que precisamente por carecer de sabor, puede albergar todos los sabores.

Azuki

Mención aparte para las célebres azuki, un tipo de alubia japonesa muy nutritiva y valiosa para la salud. Pequeña, roja y muy dura (hay que tener paciencia para cocinarla) es sabrosa y un alimento excelente para los riñones.

Azuki cocidas a presión

Ingredientes: 1 taza de azuki, 10 cm de kombu, 2 tazas y ½ de agua, tamari.

Lavar y poner en remojo la kombu, después cortarla a trozos. Lavar las azuki; disponer la alga en el fondo de una olla a presión, poner por encima las azuki, añadir el agua de modo que la alga no suba a la superficie. Cerrar con la tapa y cocer con el rompellamas durante 1 hora, después de que empiece a pitar la olla a presión; en el momento de servir condimentar con tamari.

Se puede poner las azuki en remojo durante 8 horas aproximadamente antes de cocinarlas y en este caso el tiempo de cocción se reduce a la mitad.

Azuki y zanahorias

Ingredientes: 1 taza de azuki, 3 zanahorias, 5 cm de kombu, agua (la necesaria).

Lavar y cortar las zanahorias a rodajas; lavar y dejar en remojo la alga diez minutos, después cortarla a trocitos y disponerla junto a las zanahorias en el fondo de una cazuela.

Añadir las azuki, lavadas y a remojo una noche, cubrir con agua vertiéndola lentamente en modo de no alterar las capas; cocer a fuego moderado con la cazuela tapada y con rompellamas. Al terminar la cocción mezclar y servir.

Crema de azuki y puerros

Ingredientes: 3 tazas de azuki cocidas, 3 puerros grandes, 6 cucharadas de semillas de sésamo, 1 ramita de perejil, 3 pellizcos de sal.

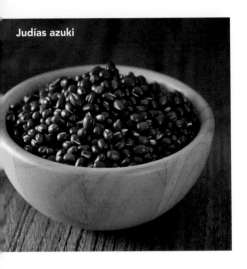

Judías azuki

EL PESCADO

Existen personas que viven un tipo de macrobiótica cien por cien vegana, pero tradicionalmente, en macrobiótica se acepta el pescado de vez en cuando. Se puede gozar de buena salud comiendo esporádicamente, por ejemplo 1-2 veces por semana, un poco de alimento animal. En este caso se suele elegir un poco de pescado, los moluscos y los crustáceos de mar.

Entre los tipos de pescado es mejor evitar los azules (carne más grasa), y los de agua dulce (pueden contener más sustancias contaminantes que los de mar).

Para facilitar la digestión y la asimilación de las sustancias grasas se pueden aderezar con especies como el rábano, el jengibre, o el daikon, frescos y rallados o bien con mostaza.

En cualquier caso el alimento animal no debería representar más del 10% de una comida y tendrá que ser equilibrado acompañándolo con verduras.

Lavar y cortar los puerros finamente, escaldarlos en poca agua con la sal y pasarlos por el pasapuré junto a las azuki. Lavar y tostar las semillas de sésamo, aplastarlas finamente en el mortero obteniendo una papilla y añadirla al puré, mezclando bien.

Añadir un poco de agua para regular la consistencia y adornar con el perejil picado.

Ensalada de azuki

Ingredientes: 2 tazas de azuki cocidas, 1 nabo rojo cocido, medio apio de raíz, 1 manojo de berros, 1 cucharada de gomasio, tamari.

Lavar y rallar el apio de raíz, cortar a trocitos el nabo rojo; mezclar en un bol azuki, apio de raíz y nabo rojo. Condimentar con el gomasio, con alguna gota de tamari y adornar con las hojas de berros.

Sopa de mejillones al miso

Ingredientes: 1 kg de mejillones, 1 puerro grande, 10 cm de wakame, 1 cucharada de miso de cebada, 6 tazas de agua.

Lavar los mejillones muy bien, ponerlos en una cazuela y hacer que se abran (en seco) a fuego vivo mezclando un par de veces; una vez abiertos, quitar las conchas y conservar los moluscos con el agua que han depositado.

Lavar y cortar el puerro a rodajas finas (algunas rodajas de la parte blanca conservarlas a parte para adornar al final de la cocción). Poner la wakame en remojo en una taza de agua durante 5 minutos, colarla y cortarla finamente. Poner el puerro en una cazuela y echar por encima la alga, añadir un poco del agua de remojo de la wakame y cocer 15 minutos.

Añadir el resto del agua de remojo, otras 5 tazas de agua y el líquido de los mejillones, continuar la cocción durante otros 15 minutos; añadir los mejillones sin concha, diluir el miso en poco caldo, añadirlo a la sopa y cocer otros 5 minutos. Apagar y adornar con las rodajas blancas del puerro.

Salmón al horno

Ingredientes: *un salmón grande (de 1 kg aproximadamente), ½ taza de saké, un puñadito de hojas de salvia, 1 limón, sal, aceite.*

Descamar y limpiar el salmón; lavar las hojas de salvia; lavar el limón y cortarlo a rajas que se pondrán en el interior del pescado con alguna hoja de salvia.

Engrasar el fondo de una pyrex, disponer el salmón y recubrirlo de salvia y rajitas de limón, verter el saké y salar. Poner en el horno a fuego medio durante 15 minutos.

Langostinos al horno

Ingredientes: *2 puñaditos de miga de pan integral, 1 cebolla, 1 tallo de*

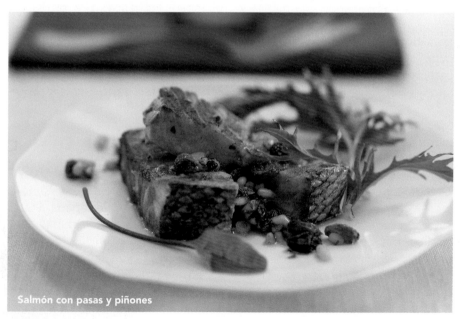

Salmón con pasas y piñones

apio, 10 langostinos no muy grandes, ½ taza de agua, aceite, shoyu.

Cortar a trocitos la miga de pan y tostarla en una sartén; lavar y cortar la cebolla a trocitos y el apio a tiritas (conservar para la guarnición las hojas) y saltear en una sartén ligeramente engrasada. En un bol mezclar las verduras y la miga de pan, añadir el agua y alguna gota de shoyu. Lavar bien los langostinos y ponerlos en una pyrex, recubrirlos con la salsa de miga y verduras y tapar; cocer en el horno caliente durante 15 minutos. Quitar del horno y, si hay líquido en exceso, hacer que evapore en el fuego; aderezar con las hojas de apio.

Pulpo al tamari

Ingredientes: *1 pulpo de 1 kg, 1 cucharada de aceite, 2 cucharadas de tamari, 1 zanahoria, 2 hojas de laurel, fécula (arrurúz o kuzu), agua (la que se necesite).*

Lavar el pulpo con esmero, limpiarlo, después cortarlo a trocitos.

Lavar y cortar la zanahoria a trocitos, calentar el aceite en una cazuela y saltear el pulpo durante 10 minutos, añadir la zanahoria, el laurel y el tamari; cubrir de agua y cocer, con rompellamas, durante 1 hora o más, añadiendo agua si es necesario.

Al final de la cocción añadir un poco de fécula para que se condense la salsa.

LOS DULCES

Como se admite de forma cada vez más generalizada, incluida la medicina convencional, el azúcar (ese polvo blanco, industrial y refinado, que se usa para endulzar) es un auténtico azote para la humanidad. Existe abundante documentación bibliográfica sobre su nocividad, y su tremendo poder adictivo (se dice que es tan adictivo como la morfina). Es realmente difícil eliminar por completo el azúcar, ya que aparece en infinidad de alimentos procesados.

Todo el mundo necesita «un poco más de dulzor» en la vida, como afirma la nutricionista Montse Bradford, pionera en cocina energética, pero eliminar el azúcar de la propia dieta no quiere decir necesariamente renunciar a los dulces. Los productos naturales permiten una producción repostera rica y gustosa, que alegrarán nuestras fiestas y, a veces, al final de las comidas (en macrobiótica se procura evitar el postre en el menú).

Amasake

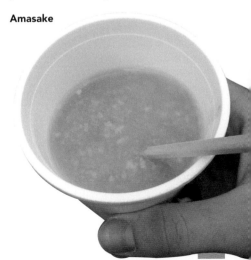

Para endulzar usaremos fruta fresca y desecada (pasas, dátiles, higos, orejones…), zumos de fruta sin azúcar… O bien siropes malteados de cereales (arroz, cebada, maíz). Por otra parte, están apareciendo cada vez más sustitutos del azúcar (estevia, yacón, ágave, savia de arce…).

En cuanto las masas para elaborar postres, entre los ingredientes encontramos harinas integrales o tamizadas (semi-integrales), levadura natural o de cerveza. Además, como base se pueden usar copos de cereales, arroz dulce, cuscús, amasake, brotes germinados... ¡hay donde elegir!

Amasake concentrado

El amasake es un tipo de endulzante que se elabora a base de arroz dulce. Agradable y extremadamente nutritivo, se presta a los usos más diversos, es rico de enzimas, favorece el proceso de fermentación y confiere la suavidad adecuada a tartas, panes, plumcake, bollos, etc.

Es fácil encontrar tarros de amasake en herbodietéticas especializadas. De todas formas, esta es la receta clásica:

Ingredientes: 1 taza de arroz dulce cocido, 1 taza de koji.

Mezclar el arroz con el koji, poner todo en un tarro de cristal o de porcelana, cubrir con una servilleta y poner al horno sólo con la llama piloto encendida durante 12 horas (o en una incubadora

para tempeh). Sacar del horno, poner al fuego y hervir mezclando a menudo; bajar el fuego y dejar que hierva otra vez algún minuto. Dejar que se temple y batir pocos minutos; cerrar el tarro y conservar en el frigorífico, donde se mantendrá varios días.

Strúdel de ciruelas

Ingredientes. Para el relleno: 2 tazas de ciruelas deshuesadas, 1 cucharada y tres cuartos de agua, un cuarto de cucharada de avellanas machacadas.
Para la masa: 1 taza y ½ de harina, 1/4 de taza de aceite de maíz, 6 cucharadas de agua helada, 2 pellizcos de sal.

Guardar en el congelador 6 cucharadas de agua. Poner en una cazuela las ciruelas con 1 cucharada y tres cuartos de agua y hervir a fuego moderado hasta la total absorción del agua (50 minutos aproximadamente). Dejar templar y cortarlas a trocitos. Calentar el horno a 230 °C.

En un bol mezclar la harina y la sal, añadir lentamente el aceite y las 6 cucharadas de agua helada. Amasar y extender con el rodillo una masa en hoja de 20x30 cm aproximadamente, disponer las ciruelas y las avellanas sobre la masa en hoja, enrollarla y sellar los extremos con un tenedor; disponer el strúdel en una bandeja engrasada, poner en el horno y cocer de 40 a 50 minutos, hasta que se haya dorado. Dejar enfriar durante 1 hora, cortar a trozos y servir.

Pudin de copos de avena

Ingredientes: 1 taza de copos de avena cocidos, 3 manzanas, 2 cucharadas de uva pasa, 1 cucharadita de amasake concentrado, 1 pellizco de canela.

Poner a remojo la uva pasa y calentar el horno a 180 °C. Lavar y cortar las manzanas a rodajitas; con todos los ingredientes hacer una masa que después se dispondrá en una bandeja engrasada. Poner al horno y cocer durante media hora.

Flan de fresas y amasake

Ingredientes: 1 cestita de fresas, 2 tazas de amasake concentrado, 1 taza y un cuarto de agua, 4 cucharaditas de kuzu, 1 cucharadita de sal, ½ cucharadita de agar-agar, ½ cucharadita de vainilla.

Lavar y limpiar las fresas, cortarlas en 4 partes o, si son muy grandes, en 8. Deshacer en poca agua el kuzu y la agar-agar, mezclarlos en una cazuela con el amasake y el agua, hervir, bajar el fuego y dejar que siga hirviendo

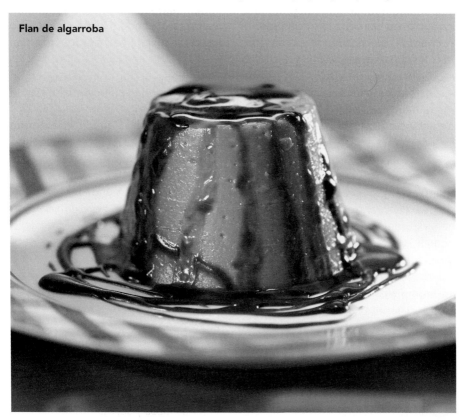

Flan de algarroba

durante 10 minutos mezclando constantemente. Añadir las fresas y la vainilla teniendo todo en el fuego todavía algunos minutos hasta obtener un bonito color rosa; poner en el frigorífico durante 2 horas antes de servir.

Flan de algarroba

Ingredientes: 1 taza y ½ de agua, un cuarto de taza de avellanas machacadas, 2 cucharadas de agar-agar, 2 cucharadas de arrurúz, 3 cucharadas más 2 cucharaditas de tahin, 5 cucharadas de harina de algarroba tostada, 4 cucharadas más 2 cucharaditas de malta de fruta, 2 cucharadas de malta de cebada, 2 cucharaditas de vainilla, ½ cucharadita de sal.

En una cazuela unir agua, agar-agar, arrurúz, sal y tahin; hervir mezclando de vez en cuando, bajar el fuego y hervir durante 5 minutos; añadir la harina de algarroba, la malta de cebada y la de fruta y dejar hervir otros 15 minutos, mezclando frecuentemente. Apagar y añadir la vainilla y las avellanas; disponer el flan en copitas y, después de 30 minutos, guardar en el frigorífico. Servir no antes de 3 o 4 horas.

Con un sabor apetitoso excelente y de color oscuro muy similar al cacao, la harina de algarroba es el susti-

Eliminar el azúcar de la propia dieta no quiere decir necesariamente renunciar a los dulces.

tuto ideal del cacao como ingrediente del chocolate.

Galletas chinas con almendras

Ingredientes: ½ taza de aceite de maíz, tres cuartos de taza de malta de cebada, un cuarto de taza de agua, 1 cucharadita y ½ de arrurúz, 2 cucharaditas y ½ de masa de almendras, 3 tazas de harina, 3 pellizcos de sal, 36 almendras enteras.

Para el glaseado: 1 cucharadita de malta de cebada, 1 cucharadita de aceite de maíz, 1 cucharadita de agua.

Calentar el horno a 220 °C. En un bol batir con la varilla la malta con el aceite, diluir el arrurúz en el agua y verterlo en el bol, añadir la masa de almendras y mezclando constantemente unir también la harina y la sal.

Dejar reposar la masa durante 10 minutos. Con las manos mojadas formar bolitas de 4 cm aproximadamente, disponerlas sobre papel de horno distanciadas unos 4 cm una de otra, aplastarlas ligeramente con un tenedor y disponer sobre cada bolita una almendra. Poner en la batidora los ingredientes para el glaseado, batir y cubrir con un poco de glasa las bolitas (ayudarse con los dedos).

Poner en el horno ya caliente durante 25 minutos aproximadamente, hasta que se doren las galletas; sacar del horno y disponerlas en una bandeja.

LAS BEBIDAS

Los alimentos de la dieta macrobiótica son de por sí ricos en líquidos, por eso no debería ser necesario beber mucho en las comidas, a menos que se use aún demasiada sal. En cualquier caso se deberían ingerir líquidos en pequeñas cantidades, cuando se tenga sed y, preferiblemente, lejos de las comidas.

Una buena masticación y una dieta basada en cereales y verduras deberían satisfacer nuestras necesidades de líquidos.

Beber mucho cansa los riñones y perjudica su poder filtrante. Además, los líquidos no eliminados se asientan en el organismo y provocan una dilatación de los tejidos. Es buena norma evitar las bebidas 'coloreadas' (como el té normal de los comercios) e industriales, así como las bebidas demasiado frías y las alcohólicas.

En cambio se elegirán infusiones de hierbas o tisanas de cereales, que tienen la ventaja de no contener colorantes, conservantes, azúcar, cafeína y otras sustancias excitantes. La macrobiótica ofrece el «Té mu», una inspirada selección de más de 10-15 hierbas aromáticas (según la fórmula tradicional que se elija) y plantas medicinales.

Té bancha (o té de tres años)

Ingredientes: 5 tazas de agua, 1 cucharada de hojas de té bancha.

Tostar ligeramente las hojas de té mezclando durante 2 o 3 minutos, hasta que salga un humo ligero. Añadir el agua y hervir durante 4 minutos, filtrar y servir al natural. Podéis volver a utilizar las hojas haciendo hervir durante más tiempo (15 minutos).

Es un té digestivo, para beber al final de la comida o en el desayuno.

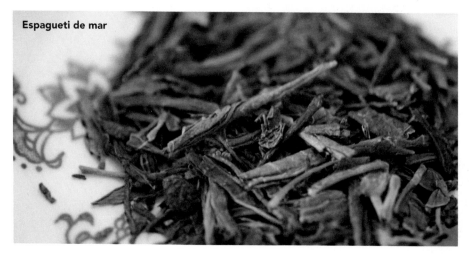

Espagueti de mar

Té mu

Ingredientes: 1 sobrecito de té mu, 5 tazas de agua.

Hacer que hierva el sobrecito en el agua durante 5 minutos; filtrar y servir.

Se puede volver a utilizar el mismo sobrecito hasta 3 veces, pero cada vez que se haga se debe disminuir la cantidad de agua y aumentar el tiempo del hervor.

Es un preparado de 16 o 9 hierbas mezcladas según una antigua tradición con respeto de la armonía de yin y yang.

Tiene propiedades estimulantes en la circulación y en el metabolismo. Se puede beber caliente en invierno y frío en verano.

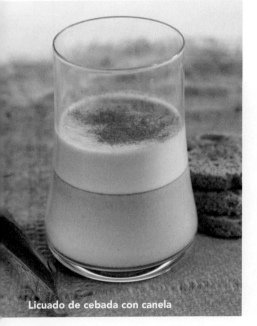

Licuado de cebada con canela

Se encuentra en el comercio en bolsitas para infusión (es realmente muy difícil conseguir todos los ingredientes fuera del Japón).

Té a la menta

Ingredientes: 5 tazas de agua, un puñado de hojas de menta piperita.

Lavar las hojas de menta y ponerlas en un recipiente; hervir el agua y verter las hojas de menta; dejar en infusión durante 10 minutos; filtrar y servir frío.

Es un té refrescante y digestivo adecuado para el verano.

Malta o «café» de cebada

Ingredientes: 4 cucharadas de cebada, 4 tazas de agua.

Tostar la cebada y molerla finamente, hervir el polvo en agua durante 3 minutos y filtrar. Se puede comprar la cebada ya tostada y molida. En dietéticas podéis encontrar excelentes «cafés» de cereales, tanto solubles como en forma de cebada tostada para preparar malta.

Las formas de cocción y preparación

¿Cómo cocinar cada alimento?
Cuesta imaginar que la forma de cocinar de los alimentos nos puede producir efectos diferentes, ya que en nuestra cultura no nos han orientado a experimentar y sentir nuestro cuerpo. Pero así es, en macrobiótica se tiene bien en cuenta y aquí vamos a verlo brevemente.

Cada alimento tiene su cualidad: calienta o enfría, relaja o activa, es de acción rápida o lenta... O bien sus efectos se perciben o acumulan más en un lugar u otro del cuerpo. Pues también la forma en que lo cocinemos da un resultado o unas cualidades muy diferentes.

La cocción es un proceso fascinante y uno de los caminos que nos ayudan a descubrir y a conocer mejor nuestras necesidades energéticas. Cada estilo de preparación nos va a nutrir de forma diferente nivel energético: estimulando o relajando partes específicas de nuestro organismo.

Los expertos en macrobiótica saben que «es un trabajo alquímico» el escoger la clase de energía que necesitamos con relación a nuestro estilo de vida o nuestras metas.

Tendemos a equilibrar
Puede que parezca complicado, pero es algo que ya hacemos espontáneamente: cuando comemos un plato muy pesado, nos apetece acompañarlo de una ensalada crujiente, o al comer un plato de sopa puede que deseemos algo seco, como un trozo de pan.

Las texturas también son un aspecto muy importante en la cocina diaria y no se les da el valor que merecen. Desafortunadamente, este aspecto tan importante en la preparación de las verduras, y que es clave para cocinar de forma sana y natural, suele desconocerse.

Es lógico que no nos alimentemos de la misma forma en un verano muy caluroso que en un invierno húmedo y frío. De la misma manera, una persona que trabaja mucho físicamente al aire libre necesita una alimentación muy diferente energéticamente que otra persona con un trabajo completamente sedentario y realizado en un lugar cerrado y con calefacción.

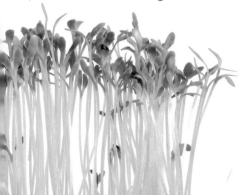

Un poco de práctica

Vamos a ver un poco más sobre las formas de preparación de los alimentos más comunes utilizadas en macrobiótica y la variedad de energías que nos aportan. Por otra parte, cada persona –con un poco de experiencia– va a poder experimentar, sentir y observar las reacciones de su propio cuerpo al elegir un alimento u otro, y también la forma de cocinarlos.

Cuando tengáis tiempo es interesante que practiquéis un estilo diferente y observéis los resultados físicos y anímicos por vosotros mismos.

Los estilos de preparación (o formas de cocción) que presentamos están ordenados gradualmente desde los que más refrescan a los que más calientan.

LOS ESTILOS DE PREPARACIÓN MÁS COMUNES

Germinado

Equipo: germinador o jarra de vidrio.
Efecto: abre, enfría, aligera.
Tiempo: depende de la especie a germinar.
Ingredientes: semillas de alfalfa, soja, cereales...

Los germinados son muy fáciles de hacer en casa. Los más sencillos y rápidos son alfalfa, cereales, soja... Algunas leguminosas germinadas son difíciles de digerir, por lo que es recomendable cocinarlas debidamente.
1) Coloca la variedad de semilla elegida en la jarra de vidrio y cúbrela

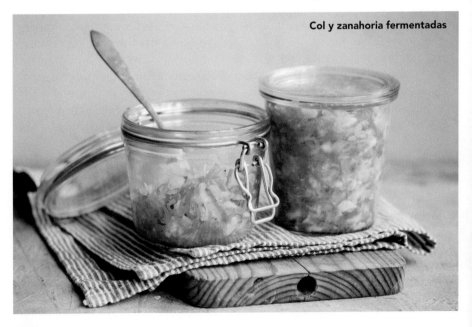

Col y zanahoria fermentadas

completamente con agua. Déjala así durante 6 horas y escúrrela.

2) Cubre la jarra con una gasa y colócala en un lugar oscuro. Dos veces al día, lava y escurre las semillas con agua fría.

3) Tardarán de 3 a 5 días en germinar (alcanzar de 1 a 2 cm).

Cuando los germinados hayan obtenido el tamaño deseado, lávalos, escúrrelos y guárdalos en el frigorífico.

Macerado

Equipo: cualquier recipiente de cerámica o vidrio.

Efecto: abre, enfría –para días calurosos–, su sabor es más dulce y crujiente que crudo.

Tiempo: depende de la verdura (de 1 a 2 horas a toda la noche).

Ingredientes: cualquier verdura, tofu fresco, tempeh, pescado.

1) Para macerar verduras es conveniente cortarlas muy finas o rallarlas. Hace falta un condimento salado: sal marina, miso, umeboshi o salsa de soja.

2) La disolución de uno de los condimentos salados con agua se puede complementar con vinagre, ajo, hierbas aromáticas, aceite, ralladura de limón o naranja, jengibre, endulzante natural...

Es opcional.

Es posible guardar el líquido para usarlo como aliño en ensaladas si se desea.

Prensado

Equipo: prensa o dos platos y un peso.

Efecto: enfría, es crujiente, más dulce y con menos contenido de agua que crudo.

Tiempo: desde 1 hora a toda la noche.

Ingredientes: cualquier clase de verdura que sea jugosa.

1) Corta las verduras –una o varias combinadas– muy finamente y mézclalas muy bien con un condimento salado como sal marina, miso, salsa de soja o umeboshi.

2) Luego colócalas en la prensa o entre dos platos con un peso encima de éstos.

El condimento salado, la presión y el tiempo (factores yang) harán que el vegetal empiece a expeler su contenido de agua, conservando su frescura y textura crujiente.

Si esto no ocurre, significa que falta condimento salado o presión, o la mezcla no ha sido suficiente.

3) Antes de servir, escurre las verduras prensadas, tirando el líquido obtenido en el proceso. Si las verduras están muy saladas (has usado demasiada sal), las puedes lavar en agua fría y escurrir.

Es opcional añadir entonces algunos aliños para realzar el sabor (ver apartado de macerados).

No es recomendable utilizar el líquido del prensado para hacer sopas u otras cocciones.

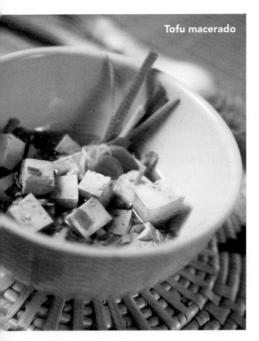

Tofu macerado

forma tradicional es a base de agua y sal marina.

El fermentado corto puede estar listo en 1 a 2 semanas. Sus propiedades son numerosas: estimula el apetito (es ideal para los niños), nutre el aparato digestivo, regenera la flora intestinal y neutraliza el deseo de azúcar.

Procedimiento básico:

1) Condimentos salados a escoger: 10 a 12% de sal marina en agua de buena calidad; 1 parte de salsa de soja en 4 partes de agua; 2 ciruelas fermentadas umeboshi desmenuzadas o 1 y ½ cucharadas de pasta en 2 tazas de agua.

2) Es opcional añadir aliños para realzar el gusto: ajo, jengibre, mostaza, cebolla rallada, vinagre, jugo o ralladura de cítricos (cuidado: sin tratamiento químico de su piel), algas, endulzantes naturales, hierbas aromáticas o especias suaves.

Usar preferentemente verduras frescas y de cultivo ecológico.

3) Las jarras para conservar las verduras siempre han de ser de vidrio o cerámica.

4) El agua ha de ser de buena calidad. Si la del grifo no es buena, es recomendable hervirla primero y dejarla enfriar unas horas.

5) Para salmueras cortas, de 1 a 2 semanas, hay que cortar las verduras a trozos pequeños. Para salmueras más largas, de entre 3 y 4 semanas, se pueden cortar en trozos más grandes.

Fermentado corto

Equipo: tarro de vidrio limpio, gasa y goma elástica.

Efecto: regenera la flora intestinal, rica en vitaminas B y C.

Tiempo: 1 a 2 semanas.

Ingredientes: cualquier clase de verdura.

En inglés, «pickle» significa encurtido, es decir la conserva hecha a base de vinagre, y también salmuera, la conserva hecha con agua cargada de sal. Son estas unas de las formas más utilizadas en todas las partes del mundo. En caso de querer hacer un encurtido es mejor no utilizar un vinagre comercial, ni azúcar, conservantes o especias muy fuertes y picantes. La

6) Coloca los trozos de las verduras en el tarro, añade la disolución fría salada, que cubra completamente las verduras. Tápalo con la gasa y la goma elástica.

Guarda el tarro preferentemente en un lugar oscuro y fresco, en verano en el frigorífico y en invierno en un armario.

Al cabo de 2 o 3 días tápalo con su tapa correspondiente y déjalo así durante 1 o 2 semanas.

Si se tapa herméticamente desde el principio, la preparación irá más lenta.

Al empezar a consumir esta conserva, hay que guardar el tarro en el frigorífico.

Diferencias en la fermentación:
• Si empieza a aparecer un poco de moho en la superficie, quítalo y comprueba que las verduras están crujientes.
• Si las verduras están blandas y pegajosas, significa que no se han conservado y debemos tirarlas. Puede deberse a dos causas:
  - poca sal u otro condimento salado
  - demasiado calor donde se guardaba
• Si sucede el efecto opuesto: las verduras están muy bien conservadas y extremadamente saladas, déjalas en remojo con agua fría durante unos minutos.

Este alimento puede darse a niños pequeños, cuando todavía no necesitan demasiada o ninguna cantidad de sal.

Es recomendable tomarlo en cada comida, para ayudar a la digestión y asimilación de lo ingerido (1 cucharada por comida).

El líquido de la salmuera que queda después de haber consumido todas las verduras puede aprovecharse como aliño para ensaladas, o se puede utilizar la mitad para empezar otro tarro de salmuera, añadiendo agua fresca y más condimento salado.

Este proceso de conservación es muy rápido y barato. Se recomienda empezar a prepararlo cada semana con una verdura diferente, para tener una buena variedad de colores y sabores.

Escaldado
Equipo: cacerola de acero inoxidable.
Efecto: aligera, refresca, activa, es crujiente.
Tiempo: 10 a 15 segundos.
Llama: alta, agua hirviendo.
Ingredientes: cualquier verdura, cortada finamente.

1) Hierve agua, añade una pizca de sal marina. Sumerge las verduras cortadas, según la naturaleza de cada verdura: para berros, lechuga y pepino sólo es necesario sumergirlos y sacarlos; rabanitos 10 segundos; zanahorias o coliflor de 10 a 15 segundos.
2) Escurre las verduras escaldadas, sírvelas al momento o déjalas enfriar. Sírvelas con tu aliño preferido.

3) Es recomendable escaldar al principio las verduras con menos color y sabor y dejar para el final las de más color y sabor, para que no se tiña fuertemente el agua al principio.

Hervido
Equipo: cacerola de acero inoxidable.
Efecto: aligera, refresca, nutre y activa fundamentalmente la parte superior y superficial del cuerpo.
Tiempo: de 2 a 5 o 6 minutos.
Llama: alta, agua hirviendo.
Ingredientes: cualquier clase de verduras, algas finas.

1) Este proceso es uno de los más utilizados y básicos en la cocina cotidiana.
2) Hierve agua, la suficiente para cubrir completamente las verduras. Añade una pizca de sal marina y hierve por separado cada verdura, empezando por las de menos color y sabor.
3) Al hervir no utilices tapa, para dar un efecto más ligero. Hierve cada verdura según el tamaño y densidad de la misma:
- zanahorias cortadas tipo juliana 2 minutos
- flores de brócoli o coliflor de 4 a 5 minutos
- col blanca de 3 a 4 minutos.

Salteado corto
Equipo: sartén o cacerola de acero inoxidable o wok.
Efecto con agua: aligera, activa, da sabor dulce.

Efecto con aceite: aligera, calienta algo, activa.
Tiempo: entre 5 y 10 minutos.
Llama: media/alta.
Ingredientes: cualquier clase de verduras, cortadas muy finas.

1) Calienta el recipiente, añade unas gotas de aceite o 2 o 3 cucharadas de agua. Añade inmediatamente las verduras. Si usas cebollas o puerros, añádelos al principio y rehógalos solos durante 1 o 2 minutos.
2) Añade las demás verduras y una pizca de sal marina o salsa de soja inmediatamente. Esto ayuda a extraer los jugos naturales de las verduras, que se cuecen en su propio jugo, y a realzar su sabor dulce.
3) Saltéalas continuamente, sin tapa, con el fuego muy alto, de 5 a 10 minutos. 4) Sazona con unas gotas más de salsa de soja si lo deseas, y cocina unos minutos más.

El tiempo del salteado corto varía dependiendo de las verduras:
- zanahorias de 5 a 7 minutos
- col china de 3 a 5 minutos
- coliflor (las flores) de 5 a 10 minutos
- champiñones de 5 a 7 minutos

Vapor
Equipo: cazuela de acero inoxidable, cerámica o vidrio, con margarita de acero inoxidable o de bambú.
Efecto: aligera, relaja, calma, nutre el plexo solar, realza el sabor dulce de las verduras.
Tiempo: de 5 a 10 minutos.

Llama: media, la necesaria para crear vapor.
Ingredientes: cualquier clase de verduras.

1) Coloca 1 a 2 cm de agua en el recipiente. Inserta la margarita y coloca las verduras cortadas a trozos medianos y una pizca de sal marina.
2 Si deseas hacer al vapor verduras de diferentes densidades, como zanahorias y col china, puedes prepararlas de dos formas:

- Corta las zanahorias muy finamente y cocínalo todo junto desde el principio.
- Cocina al vapor las zanahorias primero, hasta que estén casi hechas y añade la col china en los dos minutos finales.

3) Para crear el vapor, siempre ha de estar puesta la tapa y la llama media.

Este proceso también es uno de los más comunes y utilizados a diario.

Plancha

La plancha puede considerarse un estilo de cocción, aunque normalmente siempre se utiliza tras otro estilo de cocción. Por ejemplo si se desea hacer a la plancha seitán o tempeh, deben estar previamente cocinados. El tofu fresco o ahumado y el pescado pueden hacerse a la plancha a partir de estar crudos o macerados.

Este proceso es muy rápido. Bastan unas gotas de aceite y cocinar el alimento unos minutos por cada lado, con unas gotas de salsa de soja.

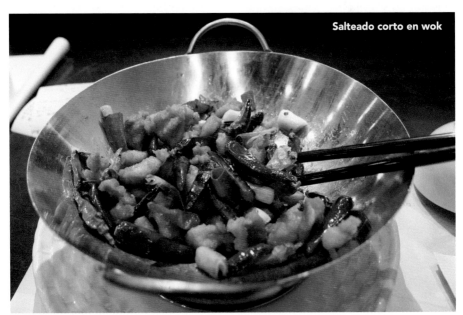

Salteado corto en wok

También puedes hacer a la plancha verduras previamente cocidas al vapor, como rodajas de calabaza, zanahorias partidas por la mitad, calabacines, etc.

Frito

Equipo: cazuela inoxidable o de hierro colado o freidora.
Efecto: calienta superficialmente, activa, estimula, dinamiza.
Tiempo: de 2 a 5 minutos.
Llama: media/alta, pero sin hervir.
Ingredientes: toda clase de verduras, algas, proteínas vegetales, pescado, etc.

1) Coloca 1 a 2 cm de aceite para freír de buena calidad en el recipiente. Calienta el aceite sin hervir –ya que se volvería cancerígeno–, a una temperatura de 180 °C.

2) Esta temperatura es esencial si todavía está frío, pues las verduras quedarán blandas y empapadas de aceite. Si estuviera demasiado caliente, se quemarían.

Para comprobar la temperatura, echa un trocito de lo que vas a freír o una gota de la pasta para el rebozado. Si se queda en el fondo, el aceite todavía está frío; si se queda en la superficie y el aceite humea, está demasiado caliente.

Hay verduras crudas que se pueden freír, como berros, perejil o cebolla. Otras más densas es recomendable cocinarlas al vapor previamente, como zanahorias o calabaza.

RESUMEN ESTILOS DE COCCIÓN

Clasificación desde los que "calientan" más a los que "enfrían"

Los que más calientan ▼
Barbacoa ▼
Brasa ▼
Ahumados ▽
Horno ▽
Presión
Fritos
Salteados largos
Estofados
Vapor
Salteados cortos con aceite
Plancha
Salteados cortos con agua
Hervidos
Escaldados
Fermentados
Prensados
Macerados △
Germinados △
Licuados △
Crudos ▲
Los que más enfrían ▲

3) Luego sumérgelas en la pasta del rebozado y fríelas hasta que adopten un color dorado y una consistencia crujiente. Retíralas y sécalas con papel absorbente. Puedes añadir a cada trozo unas gotas de salsa de soja. Sírvelas calientes, siempre acompañadas con un aliño picante o ácido, para ayudar a la digestión del aceite.

4) Para conservar el aceite de freír, después de sacar la última verdura apaga el fuego y añade un hueso de ciruela umeboshi o media ciruela. Tapa y coloca el recipiente caliente, con mucho cuidado, en un lugar seguro. La próxima vez que la uses, pasa el aceite por un filtro de papel de los utilizados para café.

5) Pasta para rebozado: harina, sal, una cucharadita de espesante como arruruz (opcional), agua carbónica. Mezcla los ingredientes y deja reposar la pasta en el frigorífico durante media hora antes de empezar a freír.

Estofado
Equipo: cacerola de acero inoxidable, con doble fondo o de hierro fundido, o barro o vidrio.
Efecto: calma, refuerza, calienta más el interior del cuerpo.

Tiempo: mínimo ½ hora, máximo lo que se desee.
Llama: baja.
Ingredientes: principalmente verduras redondas y de raíz, cortadas en trozos grandes. Es posible añadir proteínas vegetales (tofu, tempeh, seitán) o pescado hacia el final de la cocción.

1) Coloca en el recipiente 1 cm de agua o caldo de verduras. Añade las verduras y una pizca de sal marina. Tapa y lleva a ebullición con la llama alta. Reduce la llama a media o baja, y cuece lentamente.

2) El estofado se puede condimentar desde el principio con sal, salsa de soja o miso y entonces su efecto será más dulce y calentará más. O unos minutos antes de terminar la cocción y su efecto es menos dulce, proporciona una energía más ligera y

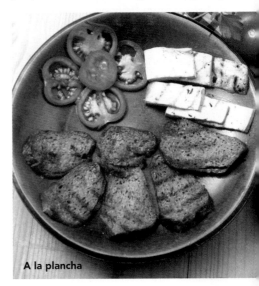

Cocción al vapor

A la plancha

todavía conservará las cualidades del condimento fermentado.

3) Es posible añadir hierbas aromáticas si se desea, secas desde el principio o frescas hacia el final.

4) Si se utiliza el jengibre, es mejor añadirlo durante los dos minutos finales para conservar su efecto de calentar y activar.

Presión

Equipo: olla a presión de acero inoxidable.

Efecto: da energía, refuerza y concentra, es dulce.

Tiempo: cereales y leguminosas variable, verduras de 5 a 10 minutos

Llama: alta al principio, media durante la cocción.

Ingredientes: cualquier clase de verduras, algas, cereales, legumbres, proteínas vegetales, etc.

Este estilo no debería utilizarse sólo para reducir tiempo. Se debe tener en cuenta su efecto y utilizarlo cuando se necesite.

No es recomendable usarlo frecuentemente para verduras. Es mejor utilizarlo para la cocción de ingredientes muy densos (como cereales y legumbres) y que requieren un efecto más penetrante.

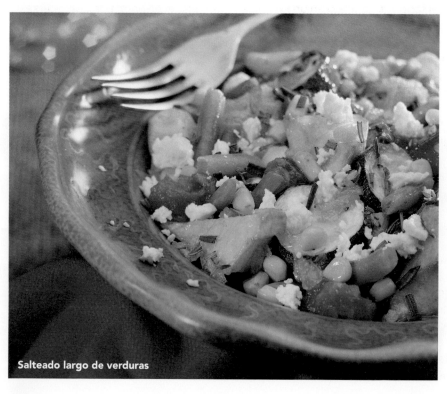

Salteado largo de verduras

ALGUNOS CONSEJOS

• Alterna los estilos de preparación de uso diario con alguno de uso semanal. Marca en la lista los ya usados y sigue con los demás.

• Observa cuáles son los que más te apetecen o simplemente te salen mejor.

Esto puede indicar qué clase de efectos o de energía necesita tu cuerpo preferentemente.

• Practica con diferentes verduras los mismos estilos de preparación.

• Coviene crear variedad, color, textura y sabores diferentes en nuestra comida diaria, ya que nos nutren no sólo los componentes físicos (calorías, vitaminas, proteínas, etc.) sino también energías más sutiles.

---

1) Coloca las verduras directamente en el fondo de la olla o en una margarita de acero inoxidable.

2) Añade una pequeña cantidad de agua, una pizca de sal marina y cierra la olla llevándola a presión fuerte.

3) Baja el fuego al mínimo y déjala cocer el tiempo requerido.

Para cereales y legumbres es mejor estudiar debidamente el tiempo necesario para cada alimento, utilizando una placa difusora para que no se pegue.

Antes y después de usar la olla, vigila siempre que esté bien limpio el seguro.

Salteado largo

Equipo: sartén de acero inoxidable o hierro fundido.

Efecto: refuerza, calienta interiormente, ideal para estaciones frías, endulza.

Tiempo: mínimo de 30 a 40 minutos.

Llama: muy alta los 2 primeros minutos, media o baja el resto.

Ingredientes: verduras de raíz o redondas, algas, proteínas vegetales.

1) Corta las verduras a trozos grandes. Calienta la sartén, añade aceite de buena calidad –prensado en frío– y en una cantidad mayor que para el salteado corto. Añade las verduras y rehógalas unos minutos con llama alta y una pizca de sal.

2) Tapa la sartén, baja al mínimo el fuego (o utiliza la placa difusora) y cuece durante el tiempo indicado. Remueve de vez en cuando para que no se peguen.

Si has puesto pocas verduras, el jugo que desprenden no será suficiente, por lo que hará falta añadir unas gotas de agua.

3) Hacia el final de la cocción puedes añadir un condimento salado si lo deseas, como salsa de soja. Las verduras deberían estar bien cocidas, blandas y muy dulces.

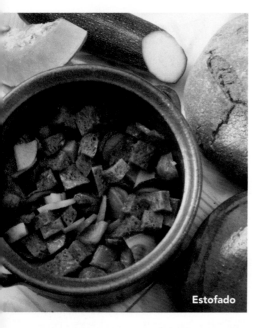

Estofado

Horno

Equipo: recipiente para el horno (vidrio, cerámica, barro)

Efecto: calienta muy profundamente, seca, contrae, da una energía más bien «estática», «pesada».

Tiempo: depende de lo que se quiera hornear.

Llama: media.

Ingredientes: verduras, frutas, tofu, frutos secos, pescado.

El alimento cocido así actúa proporcionando desde el interior hacia el exterior un calor muy profundo y penetrante, una energía muy «condensada» y «pesada». No es recomendable usar el horno a diario y es mejor utilizarlo en climas fríos.

IDEAS PRÁCTICAS. LA LISTA

Haz una lista de las formas de cocción y preparación y colócala en la cocina en un lugar visible.

Formas de preparación de uso diario, rápidas, prácticas y ligeras:
- Escaldado
- Hervido
- Vapor
- Salteado corto
- Plancha
- Ensaladas (por descontado)

Formas de preparación de uso semanal, para el calor o el frío
Para tiempos más calurosos
- Prensado
- Macerado
- Germinado

Para tiempos más fríos
- Frito
- Estofado
- Olla a presión
- Salteado largo
- Horno

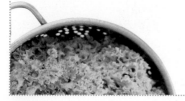

1) Coloca las verduras en el recipiente o bandeja para el horno, añade una pizca de sal o salsa de soja, un fondo de agua y cúbrelas con la tapa o papel de aluminio. Hornéalas hasta que están bien cocidas.

La cocción es un proceso fascinante y uno de los caminos que nos ayudan a descubrir y a conocer mejor nuestras necesidades energéticas

2) Para obtener una energía menos «pesada», cuece previamente las verduras al vapor y hornéalas finalmente durante unos minutos.

3) El horno es especialmente útil para tostar frutos secos y semillas o para cocinar fruta en invierno, como las clásicas manzanas al horno.

Barbacoa, ahumado, fermentado largo

No nos fijaremos en estos tres últimos estilos de preparación porque su uso no es muy frecuente.

Barbacoa (o brasa). Podemos utilizar tofu, tempeh, seitán, mazorcas de maíz fresco, champiñones, setas, cebollas, calabacín, pescado... Es un estilo de cocción de los más concentrados, que calienta y tensa mucho, por lo que si queremos sentirnos más relajados, ligeros, sociales, comunicativos o abiertos no es el más recomendable para utilizar a diario.

Ahumado. No suele emplearse en casa. Su efecto es muy parecido al anterior: contrae, rigidiza, calienta.

Fermentado de largo tiempo. Son las ciruelas umeboshi, miso, salsa de soja. No son tan difíciles de hacer, pero requieren experiencia y utensilios apropiados. Su efecto energético es como el de la barbacoa y el ahumado.

Estos condimentos salados hay que utilizarlos en poca cantidad y especialmente para realzar y atraer el dulce de lo que se cocina. Sus propiedades medicinales son inmensas: ayudan a la asimilación y digestión, regeneran la flora intestinal, etc.

Otro ejemplo de largo tiempo muy conocido aquí son las aceitunas.

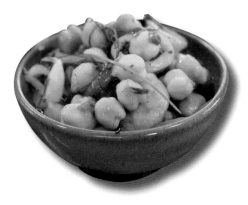

LAS «TAZAS» AMERICANAS Y SU PESO

Las recetas de cocina norteamericanas suelen emplear como unidad de medida la «taza», cuyo volumen es de un cuarto de litro. Para quien prefiera utilizar unidades de peso incluimos la siguiente tabla. En ella se indica el peso que corresponde a un cuarto de litro (una taza) de los alimentos más comunes, muy fácil de adaptar en caso de alguno más específico.

Cereales

Pan rallado	130 g.
Copos de avena	100 g.
Harina de maíz	150 g.
Harina de sésamo	150 g.
Pan integral rallado	100 g.
Harina integral de trigo	140 g.
Copos de trigo	100 g.
Granos de trigo	200 g.
Espagueti integrales	100 g.

Legumbres

Alubias	200 g.
Garbanzos cocidos	200 g.
Guisantes amarillos	200 g.
Harina de soja	140 g.
Soja	200 g.
Soja cocida	200 g.

Frutos secos

Cacahuetes	120 g.
Coco rallado	80 g.
Anacardos	125 g.
Nueces picadas	110 g.
Piñones o pipas de girasol	100 g.

Grasas

Mantequilla o margarina bio	240 g.
Tahini de sésamo	240 g.

Lácteos o sus sustitutos (tofu, etc.)

Leche en polvo	80 g.
Tofu	100-125 g.

Varios

Levadura de cerveza	80 g.
Miel o sus sustitutos (melazas, siropes)	330 g.

Hortalizas y verduras

Coliflor	150 g.
Judías germinadas	100 g.
Brécol (troceado)	150 g.
Champiñones picados	100 g.
Guisantes verdes	160 g.
Guisantes (puré)	200 g.
Verduras mezcladas	150 g.
Pepinos (en cubitos)	140 g.
Col (picada)	150 g.
Puerros (en rodajas)	120 g.
Maíz	120 g.
Zanahoria (picada)	160 g.
Olivas (picadas)	120 g.
Pimiento (picado)	150 g.
Apio (picado)	150 g.
Tomate	250 g.
Germen de trigo	125 g.
Cebolla (picada)	150 g.

Arroz

Arroz int. crudo o cocido	200 g.
Harina de arroz	150 g.

Frutas y frutos secos

Manzanas (en rodajas)	150 g.
Frutas al horno	175 g.
Plátanos aplastados	160 g.
Dátiles cortados	200 g.
Rodajas de naranja	150 g.
Melocotones en rodajas	150 g.
Pasas de Corinto	200 g.
Uvas	150 g.

Transición a una dieta más sana

Los cambios. De proteínas animales a proteínas vegetales

A menudo, cuando intentamos pasar de una alimentación convencional, que incluye abundancia de carnes y alimentos de origen animal, a otra, basada en alimentos de origen vegetal, puede que nuestro cuerpo físico «se rebele» y sintamos el cambio.

Es fácil decidir un cambio, mental e intelectualmente. Podemos muy fácilmente ver, intuir sus ventajas a largo plazo. Pero podemos preguntarnos: «¿Cómo se va a sentir nuestro cuerpo físico, cuando pasemos drásticamente de comer bistec y hamburguesas a garbanzos y tofu?»

¿Podremos obtener, a partir de estos alimentos de origen vegetal, la cantidad proteínica que obteníamos, hasta ayer, de los cárnicos? ¿Podremos obtener el mismo nivel de energía?

Nuestra mente puede aceptar cambios rápidos. Pero nuestro cuerpo físico, de vibración más lenta, necesita tiempo. Tiempo para aprender a utilizar y absorber estos nuevos alimentos, que estaban olvidados.

Los cambios lentos nos ayudarán a crear una nueva forma de vida con calidad y base.

Tenemos que ser gentiles con nuestro cuerpo e intentar hacer cambios poco a poco. Pero a veces, por el motivo que sea, nos sentimos muy impacientes y queremos cambiar inmediatamente.

¿Cambio lento o rápido? Cómo hacer el paso

En este caso de la alimentación, la experiencia nos dice que «los cambios rápidos no duran». En cambio, los lentos nos ayudarán a crear una nueva forma de vida con calidad y base. También es importante observar a niveles emocional y sensorial cómo va a repercutir el cambio. Los sabores, texturas, las recetas caseras que nos preparaban o hemos preparado durante años y que ya desde una infancia estábamos acostumbrados... Este plano es muy importante, porque aunque estemos muy motivados ideológicamente y mentalmente de hacer un cambio, a corto o largo plazo nuestras emociones también se quejarán y nos frenarán.

Daremos el paso mediante un período de transición, en el

que poco a poco vamos sustituyendo unos ingredientes por otros. Intentando al mismo tiempo comprender la energía, efecto y vibración de lo que queremos y reemplazándolo por efectos parecidos pero con ingredientes más naturales.

¿Qué clase de energía y efectos nos producirán los productos cárnicos?

Las carnes, embutidos y otros productos derivados son alimentos concentrados, densos, que llenan; de sabor fuerte, que generan calor interior, revitalizan a corto plazo. A nivel de nutrientes, tienen alto contenido en proteínas, sodio y grasas saturadas.

En nuestra nueva alimentación buscaremos poco a poco ingredientes (o formas de cocinarlos) como los que se proponen en esta revista, de tal manera que nos generarán estos mismos efectos, sin que sintamos altibajos energéticos cuando comencemos a evitar comer carne.

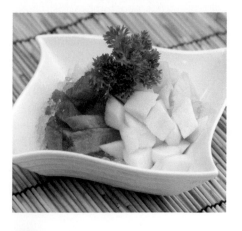

LAS ETAPAS DE CAMBIO PAULATINO

Cada persona es única y tendrá un ritmo, una velocidad única para hacer el cambio. Basta con seguir y mirar hacia adelante en nuestro camino interminable de la vida. Sin comparar, juzgar, ni mirar lo que hagan los demás. Os proponemos estos 12 puntos:

1 Reduce el consumo de embutidos y carnes rojas (cerdo, vaca, buey, ternera, cordero, huevos). Durante la transición utiliza sólo las carnes blancas (aves).

2 Durante esta etapa incrementa el consumo de toda clase de pescado, especialmente el rojo y el azul. Y de textura densa, como el emperador. Si utilizamos pescado blanco, cocinarlo de forma sabrosa.

3 Reduce el consumo de productos lácteos, especialmente quesos densos, salados, secos y curados.

4 Aprende a generar energía y efectos parecidos (calor interior, densidad, vitalidad, fuerza...) con alimentos del reino vegetal.

5 Descubre la variedad de proteínas vegetales, como el seitán, tofu y tempeh. Con estas proteínas podemos muy fácilmente confeccionar todos nuestros platos caseros de toda la vida. Obteniendo texturas y consistencias muy parecidas.

6 Descubre la variedad de cereales integrales para tener el aporte de densidad, calor interior y de estabilidad que necesitamos.

7 Reduce y evita el consumo de carbohidratos vacíos: patatas, pasta refinada, pan blanco... Y da preferencia a los cereales integrales: arroz, cebada, mijo, quinoa, pasta integral. Especialmente cereales en grano pero ligeros, ya que al principio, al haber consumido carne y carbohidratos vacíos, no nos apetecerán los cereales con textura densa y pesada.

8 Evita por completo todas las carnes rojas y lácteos densos. Reduce las aves.

9 Descubre mil formas de cocinar verduras, sin quedarnos tan sólo en la típica ensalada o en las verduras al vapor.

Haz suculentos salteados de verduras, estofados, fritos y rebozados de verduras, hortalizas al horno, en papillote, con salsas interesantes y guarniciones nutritivas. Especialmente con verduras de raíz (zanahorias, cebollas, chirivías, nabos, remolacha...) y redondas (coles, calabazas, cebollas, coliflor...).

10 Incrementa el consumo de frutos secos y a diario, toda clase de semillas (sésamo, calabaza y girasol).

11 Evita por completo todos los productos lácteos (incluyendo leche, mantequilla, natas, margarinas, quesos blandos, requesones, etc.).

12 Haz patés de consistencia seca y tendencia ligeramente salada con pescado, legumbres, tofu, tempeh...

Finalmente: vale la pena que te observe emocionalmente; qué es lo que deseas y de dónde proviene su carencia: Si es a un nivel físico, emocional, o mental. Trata la carencia o el deseo a su nivel necesario, hablando el mismo idioma y generando una vibración similar.

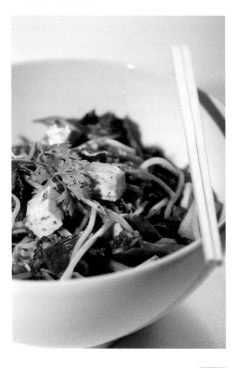

COMBINACIONES Y ASIMILACIONES DE PROTEÍNAS

Combinar y asimilar la proteína vegetal y la animal en una misma comida

Conviene utilizar una clase de proteína por comida e ir cambiando, creando variedad en el día, semana, mes...

Nuestro cuerpo necesita variedad de ingredientes para poder obtener un óptimo funcionamiento (carbohidratos, proteínas, minerales, vitaminas, aceites, fibra...) no podemos vivir tan sólo de proteínas porque entonces tendríamos carencias a muchos niveles.

Sin embargo, éste es el modelo que se ha venido siguiendo en las últimas décadas en las sociedades industrializadas. Alimentarse casi exclusivamente de proteínas (especialmente animales), y compensarlo energéticamente con carbohidratos vacíos (patatas, pan blanco, pasta blanca). Podemos observar cómo el primer plato puede que sea una sopa de garbanzos, o un estofado de lentejas con chorizo, o para el más modesto una ensalada con huevo duro y atún; seguido del plato de proteína animal: bistec, albóndigas, estofado de carne, tortilla, pescado, etc.

La cantidad de proteína que se toma hoy en día, es excesiva y totalmente desmesurada para lo que nuestro cuerpo necesita. ¡Hay que cambiar esta forma de vivir cuanto antes!

Se trata de una idea totalmente equivocada que en estos momentos ya estamos pagando muy cara en el terreno de la salud: obesidad, colesterol, presión alta, venas y arterias obturadas, desmineralización y osteoporosis, problemas de corazón, problemas de menstruación, síndromes premenstruales, problemas en la menopausia, etc.

Si comemos un plato de garbanzos (proteína vegetal), las necesidades proteínicas que nuestro cuerpo necesita en esta comida ¡ya están totalmente cubiertas!

Aunque por descontado, tendremos que cubrir otras necesidades en la misma comida de: carbohidratos (cereales integrales), fibras y vitaminas (verduras), minerales (algas), aceites...

Si deseamos comer un plato con pescado (proteína animal), tendremos que equilibrar del mismo modo que en el anterior ejemplo, incluyendo una cantidad mayor de verduras y ensaladas, al comer la proteína animal.

Lo importante es no quedarnos estancados con recursos pobres en variedad: como el comer únicamente garbanzos y lentejas como proteína, o vivir de tofu.

Conviene variar (legumbres de todas las clases, tofu, seitán, tempeh, frutos secos) y alguna vez por semana un poco de pescado fresco de acuerdo a la actividad física, edad y necesidades energéticas personales.

Por descontado, puede que alguna vez, en forma esporádica, incorporemos en una misma comida o receta, proteína animal (pescado) y proteína

¿PODEMOS COMBINAR DOS PROTEÍNAS VEGETALES EN UNA MISMA COMIDA?

Depende de la naturaleza de dichas proteínas vegetales:

1. No combinaremos dos legumbres en una misma receta o comida. Nuestro cuerpo ya tiene suficiente tarea (y dificultad) para digerir una sola, así que no pretenderemos darle dos, y de diferentes características y energías. Cada leguminosa es única. Tendrá un tiempo de cocción único, y no deben mezclarse.

2. Tampoco combinaremos el tempeh (proteína fermentada de la soja amarilla) con otra leguminosa. Aunque el tempeh sea un producto fermentado, su fermentación sea muy corta y todavía se le puedan apreciar los granos de soja amarilla, energéticamente es como comer dos legumbres. Y ya hemos explicado anteriormente sus efectos. En cambio sí podemos combinar el tempeh en una misma comida con tofu o seitán, aunque a menudo no sea necesario.

3. Podemos mezclar el tofu con otras proteínas vegetales (tanto con el tempeh, como el seitán o legumbres). Aunque el tofu sea también un derivado de la soja amarilla, está más depurado (no contiene ni las pieles, ni la pulpa de la soja

amarilla) y por consiguiente no se considera a nivel de digestión con los efectos que una leguminosa podría ocasionar, por sus pieles y pulpa.

Sin embargo el tofu puede ocasionar problemas parecidos (flatulencias, estómago e intestinos hinchados, diarrea, etc.) si se consume crudo o mezclado con frutas, edulcorantes y especias.

4. Podemos mezclar en una misma comida seitán con otras proteínas vegetales (tanto tofu, como tempeh, como legumbres), ya que el seitán proviene de la harina del trigo, cereal. Y ya hemos mencionado la compatibilidad de los cereales con legumbres.

Bloque de seitán

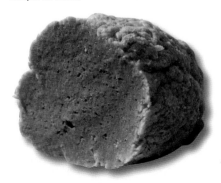

vegetal. En cuanto a la digestión no existe ningún problema. Puede que utilicemos a veces esta fórmula para niños delgados y débiles, adolescentes, mujeres embarazadas y en período de lactancia y para personas con una gran actividad y desgaste físico.

Combinación de proteína vegetal y fruta

Una combinación especialmente nociva para nuestros intestinos es tomar en una misma comida proteína vegetal y fruta. No necesariamente en la misma receta, sino en la misma comida. Hay que tener en cuenta que la fruta inhibe la absorción de la proteína vegetal.

Ejemplos: un plato de lentejas, seguido al final de la comida por una macedonia de frutas. O un estofado de seitán... seguido al final de la comida con una naranja, etcétera.

La proteína vegetal es menos densa, menos concentrada que la animal, y al tomar fruta diluye su ab-

sorción, cancela su asimilación, además de producir fermentación, gases e inflamación intestinal. Si debido a nuestra forma de alimentación anterior, nuestra flora intestinal no está en óptima salud, vale la pena tener en cuenta:

1. Curar y regenerar nuestra flora intestinal con alimentos fermentados de buena calidad (como pickles-verduras fermentadas naturales caseras, salsa de soja, miso, umeboshi). Estos ingredientes fermentados naturales no se consumen por ser una moda oriental, sino por su gran valor medicinal y de curación.

2. Tomar alientos sencillos, y de buena calidad: orgánicos, de la agricultura ecológica siempre que sea posible.

3. No mezclar frutas con proteína vegetal en la misma comida.

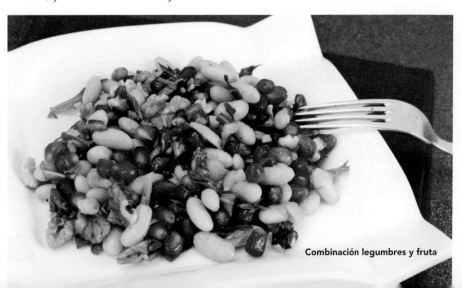

Combinación legumbres y fruta

¿Necesitamos postre, al final de la comida?

¿Por qué solemos vivir tan necesitados de postre? ¿Por qué incluso antes de empezar a comer, preguntamos «qué hay de postre»?

Es una necesidad del cuerpo físico, del emocional, un hábito familiar / social? ¿Cuál es realmente el efecto energético de los postres y por qué no podemos pasar sin ellos?

Si tomamos una comida convencional: de primer plato ensalada, sopa, etc. y de segundo un plato de carne, veremos que al nivel de consistencias, hemos empezado por algo diluido, refrescante, seguido del plato con pesadez, textura más seca, densa, grasienta y con grasa saturada la mayor parte de las veces. Nuestro cuerpo, energéticamente, está aullando por alimentos que refresquen, depuren, diluyan... y normalmente decidimos tomarnos como postre unas natillas, un flan, un pedazo de queso, o a veces con suerte un poco de fruta.

Si cambiamos un poco esta forma al distribuir nuestra comida, veremos que no necesitamos postres; ni siquiera pensaremos en ellos.

En cambio podemos hacer un plato combinado, en el tengamos un poco de cada grupo de alimentos necesarios para nuestra vitalidad: cereal, proteína, verduras, algas y verdura fermentada. Así podremos ir combinando a medida que vayamos comiendo todas sus texturas y consistencias. Un poco de ensalada, seguido de un poco de cereal, verdura, seguido de proteína, etc. terminando las últimas masticaciones con verdura y ensalada crujiente y que refresque. ¡Este será nuestro postre!

También si masticamos bien nuestra comida, la ensalivamos, veremos que no tenemos que beber constantemente a la hora de las comidas, no tendremos sed. Esto implica que nuestras comidas sean del reino vegetal, ya que las verduras, etc. contienen gran cantidad de líquido. Si por el contrario, tomamos grasas saturadas, carnes y lácteos (consistencia seca, densa, pesada), nuestro cuerpo necesitará beber constantemente, diluyendo nuestros jugos gástricos, y desfavoreciendo el proceso de la digestión. Tal como decía Gandhi: «Bebe tu comida y mastica tu bebida». Es más recomendable tomar la fruta, si necesitamos sus efectos energéticos de enfriar, diluir, dispersar, depurar... entre las comidas. La fruta fresca activa, la fruta cocida relaja.

Peras al horno

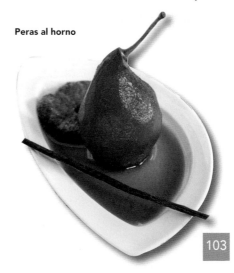

LA LECHE DE SOJA Y SU ASIMILACIÓN

Los licuados vegetales son una excelente alternativa vegetal a la leche de vaca convencional. La «leche» de arroz, de avena, de almendras, etc., son un gran nutriente que fortalece la salud. ¿La leche de soja también? Muchas personas consideran la leche de soja un buen sustituto de la leche de vaca, pensando que nos aporta la misma nutrición y alimento. Incluso, se aconseja para personas con alergias a los lácteos, sin conocer realmente los efectos energéticos que crea.

Todos conocemos bien el valor proteínico de la soja, y por esta razón la utilizamos en forma de: tofu, tempeh, natto, salsa de soja, miso, germinados y también en su forma natural, como estofados de soja, guisados, etcétera.

Pero para que nuestro cuerpo pueda similar bien las propiedades de la soja, hay que cocinarla muy bien. Por esta razón, en países ricos en soja, se han creado sus productos derivados en los cuales se encuentran diferentes procesos para hacerla más asimilable.

• **Tofu:** se utiliza nigari (sal mineral) para su coagulación.

• **Tempeh y natto:** procesos de fermentación.

• **Miso y salsa de soja:** procesos de fermentación en los que se incluye: sal marina, presión y tiempo (2-3 años).

• **Los germinados de soja:** también pueden ser difíciles de asimilar para personas con debilidad intestinal. Aunque al consumir una cantidad tan pequeña en ensaladas, salteados... su efecto pasa casi desapercibido.

Este no es el caso de la leche de soja. A grandes rasgos, su obtención se produce remojando la soja, haciéndola puré, filtrándola, hirviéndola y co-

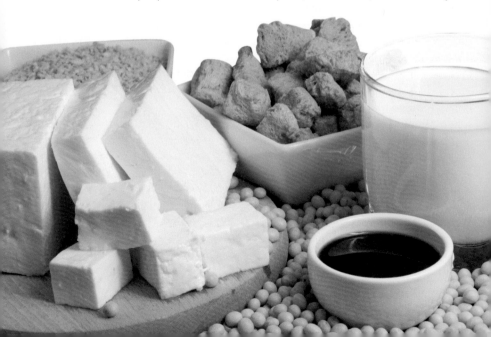

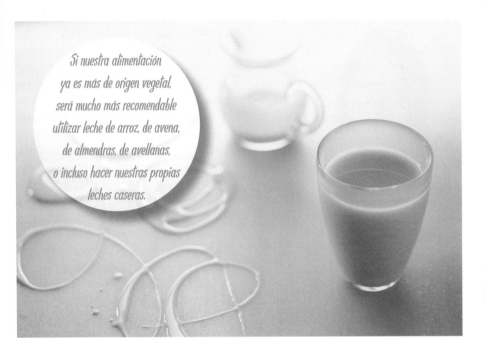

Si nuestra alimentación ya es más de origen vegetal, será mucho más recomendable utilizar leche de arroz, de avena, de almendras, de avellanas, o incluso hacer nuestras propias leches caseras.

lando su líquido. El proceso termina con otro hervor rápido.

Algunas marcas de calidad hierven este líquido más tiempo, incluso con la ayuda de minerales, en forma de algas y algún edulcorante natural. Pero aún así, esta leche de soja, no es tan fácil de asimilar como podría creerse.

En mi experiencia energética, he constatado en muchísimas personas y niños los efectos que produce de:

1. Reduce la temperatura general del cuerpo y «enfría».

2. Expande, crea distensión general del sistema digestivo.

3. Hincha los intestinos, produciendo con su consumo regular: diarreas, flatulencias e impide la buena asimilación y absorción de otros alimentos.

4. Problemas de piel.

5. Problemas en el sistema respiratorio (asma, resfriados, mucosidades...) Puede que si todavía estamos comiendo gran cantidad de productos animales, no percibamos los efectos expansivos y de distensión que la leche de soja produce, ya que energéticamente son opuestos.

Si nuestra alimentación ya es más de origen vegetal, será muchísimo más recomendable utilizar leche de arroz, de avena, de almendras, de avellanas, o incluso hacer nuestras propias leches caseras. Por otra parte, nuestro cuerpo físico no necesita tanto el «beber leche», que es algo que, en cambio, tal vez «añora» nuestro cuerpo emocional.

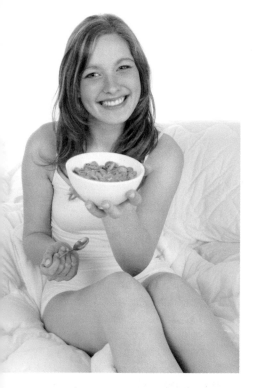

CANTIDAD DE PROTEÍNA

La proteína vegetal es menos concentrada que la animal. Por lo que hay que consumir más cantidad en cada comida.

Una deficiencia en proteína en cada comida es el camino más corto para estar picando constantemente durante todo el día. Es un signo de insatisfacción.

Si realmente, nuestras tres comidas diarias son completas, dando al organismo el alimento que necesita, no necesitaremos picar. «Hay que comer para vivir, no vivir para comer».

Si cambiamos a proteína vegetal, observaremos que deseamos más cantidad de ella; y al mismo tiempo nuestro cuerpo estará más predispuesto a comer cereales integrales. Al tomar cereales integrales, nuestro cuerpo poco a poco estará totalmen-

CANTIDAD DE PROTEÍNA POR PERSONA / COMIDA

- **Seitán:** medio paquete; el equivalente a 3-4 rodajas gruesas.
- **Tofu:** medio paquete; el equivalente a 3-4 rodajas gruesas.
- **Tempeh:** medio paquete; el equivalente a 3-4 rodajas gruesas.
- **Legumbres:** una buena porción de ellas, el equivalente a 1 taza de legumbres cocidas.

Es peligroso recomendar cantidades, ya que muchas personas toman la información de forma drástica, inflexible y matemática. Hay que escuchar las necesidades de nuestro cuerpo a cada segundo de nuestra vida. Puede que en una comida deseemos todo el paquete de seitán, y en otra tan sólo una rodaja. Así que es sólo una orientación general. La cantidad y asiduidad de proteínas depende totalmente de las necesidades personales de cada persona.

¿CUÁNTAS VECES AL DÍA DEBERÍAMOS COMER PROTEÍNA?

Como pauta y de forma estándar, comer proteína dos veces al día. Esto nos da la suma de 14 veces a la semana. Así pues, necesitamos variedad de proteína, pero ¡podemos elegir!:

- **Seitán:** 3-5 veces a la semana.
- **Tofu:** 3-4 veces a la semana.
- **Tempeh:** 1-2 veces a la semana.
- **Legumbres:** 3-4 veces a la semana.
- **Pescado:** 3-4 veces a la semana.

En estas sugerencias generales pueden incluirse los bocadillos de la mañana, en los que añadiremos también un poco de proteína vegetal o pescado.

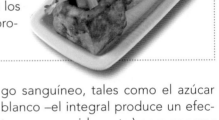

te satisfecho y abastecido de carbohidratos, para generar energía, vitalidad física y concentración mental. Y no deseará azúcares refinados (galletas, pasteles, pan, bollería, chocolate…) los cuales nos producen esos estados de euforia y depresión tan acusados por sus efectos energéticos extremos.

Si continuamos con carnes y lácteos, no desearemos probar las proteínas vegetales, ni tampoco estaremos atraídos por los cereales integrales. Tan sólo carbohidratos vacíos, sin energía (patatas, pan blanco, pasta blanca, etc.). Al sentirnos sin energía ni vitalidad, estaremos atraídos por el consumo de azúcares rápidos (que actúen directos al rie-

go sanguíneo, tales como el azúcar blanco –el integral produce un efecto muy parecido–, etc.) para generar la energía que nos falta.

Puede que por unos minutos nos sintamos en la cima de nuestra montaña, pero rápidamente nos encontraremos de nuevo en nuestra cueva… hasta el momento de volver a utilizar más azúcares rápidos o estimulantes.

Con esta rueda sin principio, ni fin, nuestro cuerpo físico se debilitará al máximo; y nuestro cuerpo emocional y mental se sentirán culpables y sin confianza en nosotros mismos. Es un circulo energético que no puede romperse, a excepción que cambiemos la calidad de la proteína.

Si realmente, nuestras tres comidas diarias son completas, dando al organismo el alimento que necesita, no necesitaremos picar.

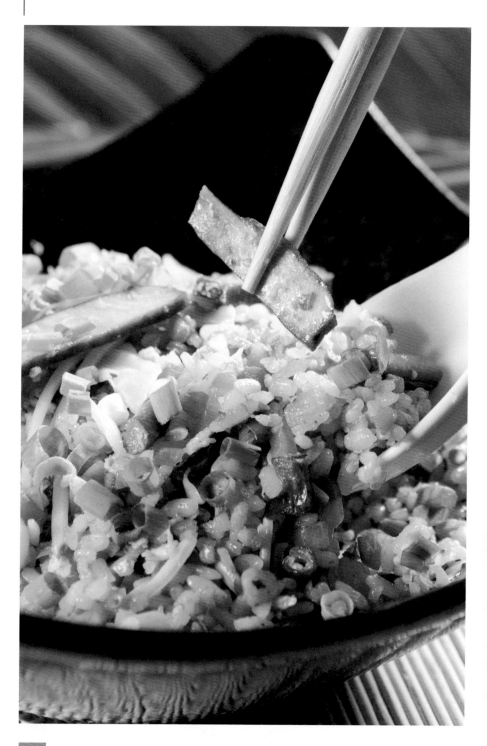

Los menús

Rollitos de primavera vegetales

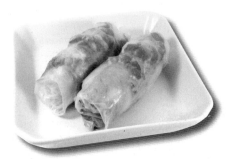

¡En marcha! Comenzamos la dieta. La adaptación

Las personas que vais a comenzar una dieta macrobiótica (tanto si es vegetariana como si no) tenéis que tener bien en cuenta que ha de hacerse **poco a poco**. Es una alimentación que puede aportar muchos beneficios para la salud del cuerpo y la mente, pero que conviene integrar, e incluso adaptar, al ritmo y al perfil de los y las usuarias. A no ser que sea por motivos urgentes de salud, lo mejor es, como nos dice la dietista macrobiótica y consultora de Feng Shui Loli Curto, ir casi como una tortuga, poquito a poco, consolidando pequeños hábitos y abandonando antiguos vicios. Se necesita un período de adaptación.

Hay personas que, por su perfil, deciden que es preferible dar el paso de golpe; –cada uno tiene su ritmo y conoce lo que puede dar de sí mismo–. Así que un buen día se deciden a vivir la macrobiótica al cien por cien desde ese momento: nada de líquido ni de alimentos que no sean macrobióticos, por supuesto. Y se inician con una «Dieta de los diez días», más conocida como la «Dieta número 7 de Ohsawa», que vemos más adelante y es realmente severa. Con ella se han conseguido resultados espectaculares en personas enfermas, pero es demasiado drástica y exagerada. Debería reservarse para casos excepcionales, porque no ofrece posibilidad de continuidad en el tiempo.

Al principio puede darse cierto estado de «atontamiento» que dura unos días, pero ello es debido a la eliminación de desechos tóxicos que el organismo está realizando en este período, así que el torrente sanguíneo reduce sus constantes para no agotarse tanto.

Además, por extraño que parezca, solemos tener poca experiencia en digerir cereales y es bastante poco lo que al final llegamos a absorber en estos primeras días de dieta, así que casi podría parecer que estamos haciendo un ayuno, aunque no sea así.

La manera más razonable de iniciarse en la alimentación macrobiótica es hacerlo de forma suave y progresiva.

De forma suave y progresiva

La manera más razonable de iniciarse en la alimentación macrobiótica es hacerlo de forma suave y progresiva, tomándonos un tiempo para adaptarnos.

Lo ideal es **empezar con pequeños gestos**, como el de sustituir el pan blanco por pan integral (con levadura madre y harinas de cultivo biológico). Luego, cocinar con pasta semi integral o integral en vez de la de harina blanca, y así sucesivamente. A la vez, conviene que vayas reduciendo o eliminando las conservas, la carne roja, el queso y el pescado, que puedes sustituir por arroz y cereales integrales en general, incluidos los copos de cereales y verduras aliñadas con gomasio y tamari.

¿Y para beber?

Si tomas café, puedes intentar probar el té bancha o una bebida a base de cereales tostados como el malta de cereales (Santiveri), yannoh soluble (Lima) café de cereales (como el bambú, de Vogel), etc. o algunas tisanas del Yogi Bhajan. Todas estas nuevas bebidas te demostrarán en pocas semanas que resultan más eficaces y que tu cuerpo no depende de ellas como le sucedía con el café.

Tu organismo se sentirá más ligero gracias a esta nueva alimentación basada en cereales y verduras, y podrás empezar a consumir algunas algas marinas y sopa de miso para probar. Con estos nuevos condimentos

podrás suprimir la mayoría de especias, el exceso de sal, los colorantes y potenciadores de sabor y el exceso de grasa que representan los aceites y mantequillas que consumías hasta entonces. Tu paladar se acostumbrará poco a poco a nuevos gustos y matices, como los pickles y el gomasio, junto con el sabor natural de los alimentos de origen biológico bien cocinados. ¡Toda una experiencia!

Más frutos secos y cereales

Como último paso, puedes reducir un poco la cantidad de fruta fresca y sustituirla por frutos secos (o tartas a base de copos de cereales, calabaza y harina integrales). Es importante no dejarse llevar por sentimientos de culpabilidad cuando cedas a la lógica tentación de tomar un café, o un poco de queso, o de regalarte un bombón. ¡Ánimo! tu organismo y tu paladar tienen una potente «memoria» y transformarla lleva su tiempo; es bien normal: tómate tu café o tu chocolate, y continúa con tu sana dieta macrobiótica. Podemos garantizarte que, con el tiempo y tu voluntad, tu cuerpo superará esos impulsos y gozará de salud y bienestar

Dieta estándar o de mantenimiento

Ohsawa estableció diez dietas macrobióticas, que van del número 7 (sólo arroz) al número –3 . En su día las denominó «*Los diez caminos a la salud y*

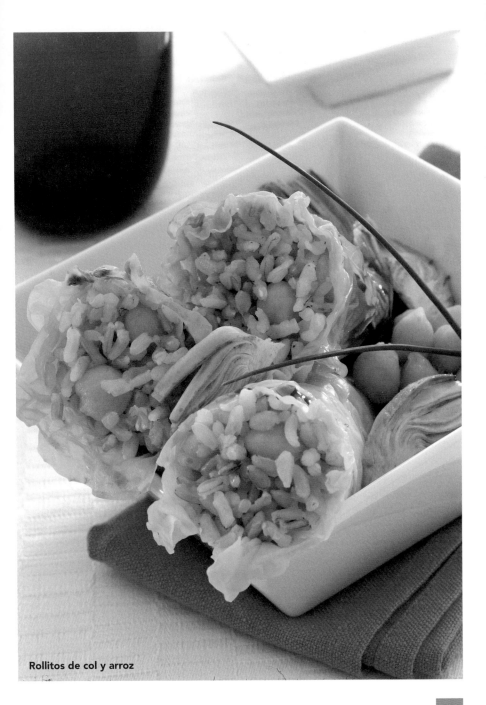

Rollitos de col y arroz

la felicidad». Son dietas que van desde la más severa, la número 7, a la más amplia. Algunas son sólo a base de un cereal y otras incluyen verduras y otros alimentos. Pero vale la pena recordar que no hay ninguna panacea, y lo ideal es combinarlas según cómo nos sintamos o según las necesidades de nuestro organismo. El objetivo final es estar sano y sentirse bien, y cada persona es un universo con unas necesidades específicas, por eso insistimos tanto en que pueden existir tantas dietas macrobióticas como personas que las practiquen. Existe, de todas formas algún denominador común en todas ellas, y es que están basadas en un alto consumo de cereales integrales y ecológicos.

Sólo la experiencia personal te va a dar la combinación ideal y no existe un régimen estricto. Un día puedes tomar la número 7 y otro la número 2, o alguien que no sea vegetariano puede cambiar las verduras cocidas por un poco de carne blanca o pescado. La dieta estándar de la macrobiótica se compondrá, aproximadamente, de las siguientes proporciones en función de las épocas del año:

- **Cereales:** 50 % en invierno y 30 % en verano.
- **Legumbres:** 10 % en invierno y verano.
- **Sopas con hortalizas:** 5 % en invierno y verano.
- **Verduras:** 25 % en invierno y 35 % en verano.

- **Productos animales:** 5 % en invierno y verano.
- **Frutas, nueces y semillas:** 5 % en invierno y 10 % en verano.

Junto a estas proporciones, tus platos serán siempre una combinación de todos los alimentos. Las monodietas son desaconsejables, excepto en caso e prescripción médica. No se puede pasar un día entero a base de pickles o de guisados. Puedes tomarlos en una sopa de verduras y algas espesa de primero y un plato de cereales y legumbres con algo de verdura, carne o pescado de segundo.

Para acabar, pueden comerse unos cuantos frutos secos y un té bancha. En cada comida conviene introducir una buena variedad de alimentos con la intención de cubrir mejor todas las necesidades nutricionales de cada persona. Si no es posible, conviene buscar las proporciones ideales en el conjunto del día. En todo caso, siempre seguiremos el criterio macrobiótico de preparación y cocción de los alimentos para que no pierdan sus propiedades, así como los principios yin y yang de cada alimento, y de tu constitución, para lograr el equilibrio en tu plato.

La célebre dieta macrobiótica número 7

La dieta número 7 absoluta es un mito dentro de la filosofía macrobiótica de los años sesenta y setenta. Por suerte, hoy en día, ha quedado muy lejana.

Los expertos en macrobiótica han evolucionado mucho y prácticamente ya no se utiliza apenas. Esta dieta llegó a salvar algunas vidas, pero también se cobraría otras. Se considera excesiva e innecesaria. Además, si tienes un buen conocimiento y dominio del yin y del yang, puedes solucionar cualquier problema de salud manejando bien estos conceptos sin recurrir a soluciones tan rígidas y tan drásticas como esta dieta número 7.

La dieta parte de la base de que se puede conseguir con mucha rapidez (entre siete y diez días) un equilibrio forzado en nuestro cuerpo y en nuestra mente. Se compone en un 95% (e incluso en un 100%) de cereal, básicamente arroz. Esta situación produce una descarga y una limpieza en el organismo muy rápidas, pero es muy difícil seguir esta disciplina tan tajante cuando la persona está en una situación de desequilibrio o enfermedad. Puede resultar muy peligrosa para determinadas personas con problemas de salud, a los que esta disciplina puede producir el efecto contrario.

Por ejemplo, en caso de obesidad, retención de líquidos, inflamaciones, quistes, fibromas, problemas del sistema linfático, úlcera de estómago, etc., al pasar de una dieta variada con exceso de alimentos yin a una monodieta con un alimento yang, como el arroz, podemos sufrir una descarga repentina que puede generar una crisis aguda.

A la larga podría considerarse positivo, porque habremos eliminado cantidad de toxinas, pero en realidad ha sido de una forma traumática. Es recomendable tomarse un tiempo más largo y avanzar lentamente. Seguir un proceso de adaptación hasta llegar a **una dieta más o menos estricta, pero muy variada**, que nos resulte cómoda y fácil de hacer. Entonces será un puro placer y disfrutaremos por completo de un gran bienestar.

TRES DÍAS DEPURATIVOS

Presentamos un breve plan para que nuestro organismo disponga de la oportunidad, con un poco de tiempo, para hacer un poco de auto limpieza. Elegiremos alimentos por esta cualidad de ayudar al cuerpo a eliminar toxinas en general y facilitar que se diluyan un tipo de energías para dar paso a que otras, renovadas, lleguen a nuestro ser.

Una dieta depurativa facilita que se abran paso energías «limpias», lo cual redunda en las emociones: nos sentiremos emocionalmente más libres y abiertos. Además, al tercer día podemos notar una mayor sensibilidad en relación con las energías de los demás y encontrarnos con otras perspectivas vitales.

Todos estos alimentos poseen un bajo índice glucémico. Al cabo de tres días es posible que hayas perdido un poquito de peso (son bajos en grasa). Uno se siente también más entonado, ya que la sangre se fluidifica y alcaliniza. Además su riqueza en potasio hará que el cuerpo tienda a equilibrarse. Igualmente la piel nota enseguida los beneficios.

¿Hay contraindicaciones? Como la mayoría de procesos de desintoxicación, puede darse algún dolor de cabeza, movimientos intestinales, o alguna emoción descontrolada, al final del segundo o al tercer día. Si te sientes mal es mejor no forzar el cuerpo y parar la dieta depurativa (puede intentarse de nuevo al cabo de pocas semanas). Un buen baño caliente (o una sauna, si el organismo lo permi-

te) contribuirán favorablemente a este proceso de limpieza, pero suelen dejar cierta sensación de debilidad.

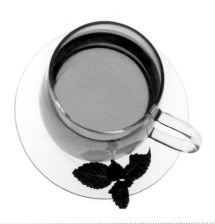

VERANO

Desayuno
• Té de jengibre y limón, o bien tisana con shiitake
• Sopa de miso con verduras de hoja verde

Comida
• Ensalada a presión
• Chucrut (col fermentada, sauerkraut)

Tentempié
• Fruta fresca (manzana, pera, melocotón, albaricoque, un puñado de cerezas)

Cena
• Sopa de cebada
• Natto
• Verduras «blanqueadas»
• Pickles

INVIERNO

Desayuno
• Tisana de perejil o de shiitake

Comida
• Pickles de rabanitos
• Ensalada de berros y alga dulse
• Sopa de Lentejas

Tentempié
• Semillas tostadas

Cena
• Cebada cocida
• Col china con rollitos de chucrut
• Hortalizas «blanqueadas»

Recetas para todo el año

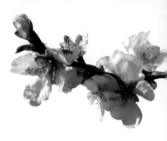

Puré de trigo sarraceno y ortigas

• Tostar el trigo sarraceno 5 minutos, lavar la ortiga y la zanahoria que cortaréis a cuadraditos, engrasar el fondo de una cazuela, saltear la zanahoria y la ortiga un par de minutos, añadir dos dedos de agua y dejar estofar 10 minutos.

• Después de verter las tazas de agua, salar y añadir el sarraceno; dejar cocer con rompellamas durante una media hora, pasar todo con el pasapuré; rallar sobre el puré un poco de jengibre, añadir alguna gota de shoyu y servir.

INGREDIENTES:

3 puñados de ortigas
media taza de trigo sarraceno
1 zanahoria
6 tazas de agua
2 pellizcos de sal
aceite
shoyu
jengibre

Sopa de rábanos

• Poner a remojo la dulse en 1 taza de agua, lavar los rábanos y cortarlos a tiritas finas verticales de modo que algunas contengan las hojas; lavar las cebolletas y cortar la parte blanca a rodajas y la verde a tronquitos; poner en una cazuela la alga con su agua, los rábanos y las cebolletas y estofar 10 minutos.
• Añadir el agua remanente y cocer con rompellamas 20 minutos; en el momento de servir condimentar con alguna gota de tamari.

INGREDIENTES:

½ taza de dulse
2 tazas de rábanos (con las hojas)
2 cebolletas
5 tazas de agua
tamari

Sopa de miso

INGREDIENTES:

1 tira de alga wakame

2 cebollas

1 zanahoria

3 puñaditos de hierbas silvestres (ortiga, borraja o diente de león, con eventuales capullos)

1 cucharadita de aceite

3 tazas de agua

miso (de miso se necesita muy poco; basta un cuarto y medio de cucharadita por persona)

• Poner la alga a remojo en una taza de agua; lavar y cortar la zanahoria a rodajas grandes y las cebollas a cuadraditos.

• Lavar la ortiga (o las otras hierbas silvestres), colar la alga y cortarla a trocitos; calentar el aceite en una cazuela en la que se saltearán primero las cebollas, después la zanahoria y por último la ortiga; añadir la alga con su agua, añadiendo otras dos tazas.

• Dejar cocer 20 minutos con rompellamas; diluir el miso con un poco de caldo de la sopa, verterlo en la cazuela y dejar cocer todavía algún minuto, poniendo atención en que no hierva.

Risotto con achicoria de campo

INGREDIENTES:

4 plantas de achicoria

1 taza de arroz

3 tazas de agua

1 pellizco de sal, aceite, shoyu

• Recoger 4 plantitas completas de achicoria silvestre, lavarlas bien y cortarlas a tiras longitudinales. Mientras tanto hervir el arroz conservándolo 'al dente'.

• Engrasar el fondo de una sartén con bordes un poco altos, saltear la achicoria y añadir el arroz colado, conservando el agua de la cocción.

• Verter el agua hirviendo, poco a la vez, de modo que al final de la cocción el arroz quede seco; en el momento de servir condimentar con shoyu.

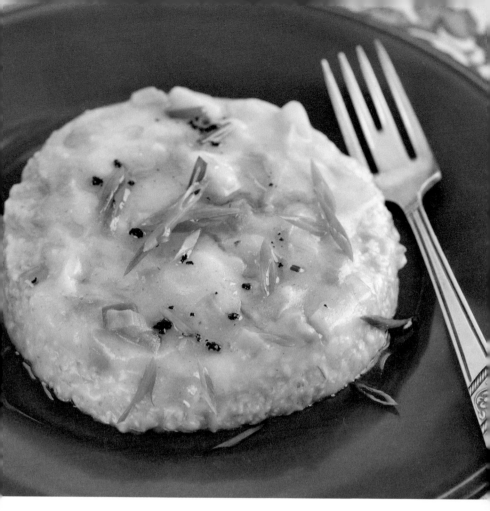

Avena con puerros

• Lavar y cortar los puerros en rodajas espesas, ponerlos en una cazuela, cubrirlos con agua y cocerlos con laurel.

• En una cazuela con el aceite dorar la harina, quitar la harina del fuego y poco a la vez añadir el agua de cocción de los puerros, mezclando continuamente hasta obtener una crema; volver a poner la salsa en el fuego y verter los puerros dejando cocer, mezclando siempre, algún minuto.

• Verter la salsa caliente sobre la avena cocida y ya preparada para ser servida.

INGREDIENTES:

2 tazas de avena cocida

6 puerros de media grandeza

2 cucharadas de harina

2 cucharadas de aceite

3 hojas de laurel

agua

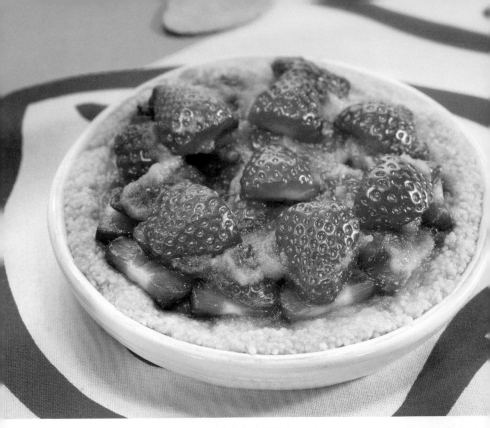

Tarta de fresas y manzanas

INGREDIENTES

2 tazas de harina de
trigo blando tamizada

1 taza y media de agua

4 cucharadas de aceite

4 manzanas

2 tazas de zumo de
manzanas

1 cestita de fresas

1 cucharada
de agar-agar

sal

• Encender el horno y calentar a 180 °C; en un bol mezclar la harina con el aceite y 3 pellizcos de sal, añadir el agua, intentando que no se formen grumos, amasar hasta obtener una pasta blanda, estirarla en hoja y ponerla en una fuente engrasada de modo que los bordes sobresalgan.

• Pelar las manzanas y cortarlas en gajos, disponerlas a corona sobre la masa y los bordes los dejaremos caer suavemente al interior de la fuente. Poner al horno durante una media hora; lavar las fresas y cortarlas por la mitad; en un cazo deshacer en el fuego la agar-agar con el zumo de manzana y 2 pellizcos de sal. Cuando esté cocida sacar la tarta del horno; disponer por encima, de forma decorativa, las fresas, verter sobre ellas la salsa todavía caliente, dejar enfriar hasta que se forme la gelatina.

Sopa de habas y achicoria

• Hervir las habas, colarlas conservando el agua de cocción y pasar la mitad por el pasapuré; lavar la achicoria y escaldarla en el agua de cocción de las habas, y después cortarla a trozos.
• Lavar y cortar la cebolla a media luna, engrasar el fondo de una cazuela y saltear la cebolla durante algún minuto; añadir las habas restantes y quitar del fuego.
• Condimentar con el aceite crudo y decorar con las puntas de albahaca.

INGREDIENTES

3 tazas de habas peladas frescas

5 tazas de agua

1 manojo de achicoria

1 cebolla

1 cucharada de aceite

3 puntas de albahaca

Crema de guisantes con puntas de espárrago

• Coger los espárragos y ponerlos en un vaso de agua hasta que se pondrán a cocer. Cortar la cebolleta a rodajas, estofar con los guisantes en poco agua.
• Cuando los guisantes estén cocidos pasarlos por el pasapuré; cortar los espárragos a tronquitos de un par de centímetros y escaldarlos 10 minutos en agua hirviendo, añadirlos al puré de guisantes.
• Adornar con las hojas de perejil y condimentar con shoyu.

INGREDIENTES:

3 tazas de guisantes pelados

1 manojo de espárragos silvestres

1 cebolleta

1 ramillete de hojas de perejil

agua

shoyu

Brotes de trigo germinado con salsa de calabacines

INGREDIENTES:

5 calabacines no demasiado grandes

2 cebollas

1 taza de trigo

aceite

agua

mejorana

tamari

• Hacer germinar el trigo dejándolo a remojo toda una noche, a la mañana colarlo y enjuagarlo; disponer los granos bien distribuidos en una bandeja grande y cubrir con un trapo húmedo; continuar a enjuagar y tenerlos cubiertos y húmedos hasta que no se vea despuntar el brote blanco.

• Lavar y cortar a rodajas los calabacines y las cebollas; engrasar el fondo de una cazuela y saltear las cebollas, añadir un poco de agua y los calabacines y estofar hasta que estén bien cocidos, después apagar y añadir los brotes de trigo, un pellizco de hojas de mejorana y alguna gota de tamari.

Mezclar y servir.

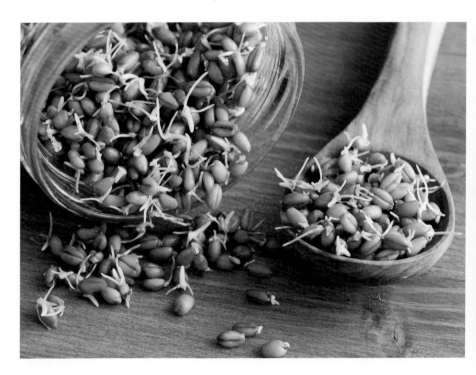

Arroz a la marinera

• Lavar muy bien las almejas, hacer que se abran en seco, en una cazuela, quitar los moluscos de las conchas.

• Cocer el arroz en el agua a la que se añadirá también la depositada por las almejas; lavar y cortar el apio en tiritas; machacar el ajo en el mortero, saltear en el aceite durante pocos minutos el apio y el ajo.

• Cuando el arroz esté cocido añadir las almejas, el ajo, el apio y el pimentón, mezclar y adornar con las hojas de perejil lavadas.

INGREDIENTES:

1 taza de arroz

3 tazas de agua

3 tazas de almejas frescas

1 diente de ajo

1 tallo de apio

1 cucharadita de aceite de sésamo

1 pizca de pimentón

1 manojo de hojas de perejil

Maíz con verduras escaldadas

• Lavar y cortar a rodajas el puerro y los calabacines, la lechuga a tiras y las judías verdes a tronquitos.

• Escaldar las verduras en poca agua con el romero durante 10 minutos, después añadir el maíz; condimentar con shoyu y servir.

INGREDIENTES

2 tazas de granos de maíz cocidos

1 puerro

medio cogollo de lechuga

2 calabacines

2 puñados de judías verdes

1 ramita de romero

shoyu

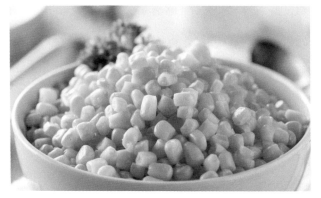

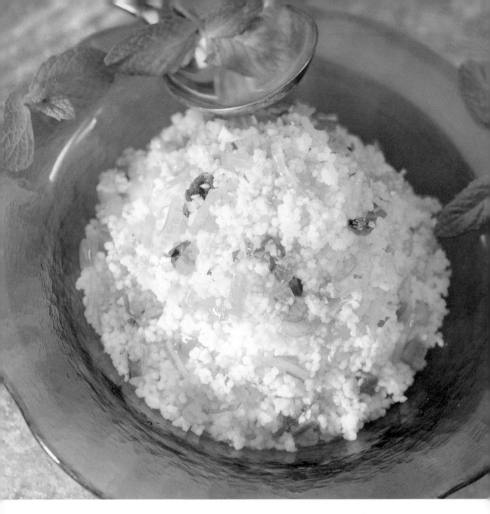

Cuscús en ensalada

INGREDIENTES:

1 taza y media
de cuscús cocido

verduras crudas
de temporada

1 cucharada de aceite
de oliva

medio limón

shoyu

alguna punta de
albahaca

- Lavar y cortar las verduras a gusto y mezclarlas con el cuscús.
- Condimentar con el aceite, el limón exprimido y el shoyu.
- Adornar con las puntas de albahaca.

Zanahorias y calabacines escaldados

• Lavar y cortar los calabacines y las zanahorias en cuartos de tronquito; cortar la cebolla a cuadraditos.
• Hervir en una cazuela de agua, escaldar las verduras durante 5 minutos, colarlas y enjuagarlas bajo agua fría.
• Condimentar con shoyu y adornar con hojas de perejil.

INGREDIENTES:

2 zanahorias

2 calabacines

media cebolla

un cuarto de taza de hojas de perejil

agua

shoyu

Espagueti con aceitunas

• Cocer los espagueti. Lavar y cortar los puerros a rodajas, pocharlos en una cazuela con poquísima agua a fuego bajo; deshuesar las aceitunas y cortarlas a forma de rosquilla, añadirlas a los puerros, mezclar un par de veces y apagar.
• Lavar y picar el perejil, condimentar los espagueti con el aceite, las aceitunas y los puerros y adornar espolvoreando el perejil picado.

INGREDIENTES

espagueti para 4 personas

agua

2 pellizcos de sal

2 puerros

un puñado de aceitunas negras

media taza de hojas de perejil

2 cucharadas de aceite de oliva

Menestra de polenta

INGREDIENTES:

1 puerro

2 calabacines

1 zanahoria

4 tazas de agua

2 cucharadas de harina de maíz

2 cucharadas de aceite de maíz

1 hoja de laurel

shoyu

- Lavar y cortar el puerro a rodajas (guardar a parte algunas de las blancas para adornar), los calabacines y la zanahoria a cuadraditos.
- Cocer las verduras en el agua, con el laurel, a fuego moderado. Tostar en una sartén la harina con el aceite, añadirla a la menestra y dejar cocer 15 minutos. Apagar.
- En el momento de servir adornar con las rodajas blancas del puerro y condimentar con shoyu.

Pachocha macrobiótica

INGREDIENTES:

4 rebanadas de pan seco

media taza de alga dulse

1 taza y media de azuki cocidos

3 cucharadas de aceite de oliva

un puñado de hojas de albahaca

una pizca de tomillo

shoyu

- Lavar y poner en remojo la dulse 5 minutos, colarla y cortarla finamente, sumergir algún minuto el pan en la misma agua, desmigarlo con las manos en una sopera, añadir la dulse y los azuki.
- Lavar y picar la albahaca a 'grosso modo', esparcirla sobre la pachocha, añadir también el tomillo y condimentar con el aceite y un poco de shoyu.
- Dejar reposar alguna hora antes de servir.

En verano,
podrán hacer de primer plato
las ensaladas mixtas que armonicen
entre ellas verduras con raíz,
con hoja, con flor
o con fruto.

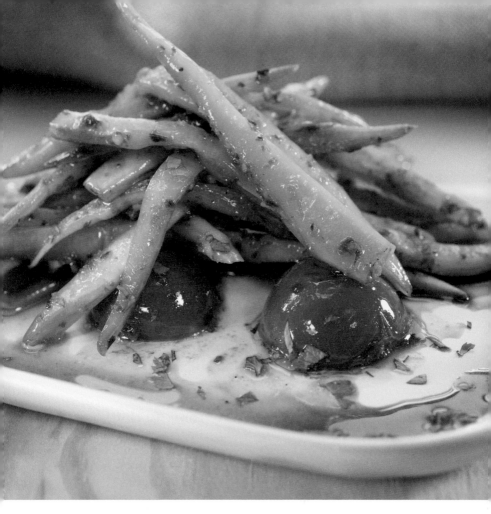

Judías verdes con ajo y perejil

- Calentar una sartén, añadir 2 c.s. de aceite de oliva, el ajo y el tomate cherry, añadir unas gotas de salsa de soja. saltear 2-3 minutos.
- Añadir la judía verde al salteado y saltear durante 5-7 minutos, añadir unas gotas más de salsa de soja y perejil. Servir.

INGREDIENTES:

½ kg de judías verdes cortadas por la mitad

4-5 tomates cherry cortados por la mitad

1 diente de ajo picado

perejil cortado fino

aceite de oliva

salsa de soja

Ensalada de garbanzos

INGREDIENTES:

1 taza de garbanzos cocidos

1 cucharada de rábanos en salmuera

1 calabacín

2 tazas de ensalada cortada

1 zanahoria

1 cucharada de aceite de oliva

2 puntas de albahaca

4 aceitunas negras

shoyu

• Lavar y cortar la zanahoria a rodajas tipo flor (cortando primero por lo largo, diametralmente, palitos a cuña), el calabacín a cuartos de rodaja.
• Mezclar los ingredientes en una ensaladera, condimentar con aceite, shoyu y adornar con las puntas de albahaca y las aceitunas.

Ensalada de hiziki

INGREDIENTES:

½ taza de hiziki

1 cucharadita de shoyu

3 panochas nuevas

media taza de brotes de sésamo

1 taza de alubias frescas

1 zanahoria

agua

salsa para ensaladas (que se encontrará en el capítulo de las verduras)

• Lavar y poner en remojo las hiziki; sacar del agua y cortarlas a trocitos; poner en una cazuela y cubrir con su agua, hervir, tapar, bajar el fuego y dejar cocer con rompellamas durante una media hora.
• Añadir el shoyu y dejar cocer todavía hasta la total absorción del agua. Hervir las panochas de maíz y a cocción acabada desgranarlas.
• En la misma agua cocer las alubias y dejar enfriar.
• Lavar y rallar la zanahoria. Cuando los otros ingredientes se habrán enfriado, mezclarlos todos en una ensaladera.
• Condimentar con la salsa y servir.

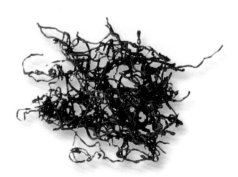

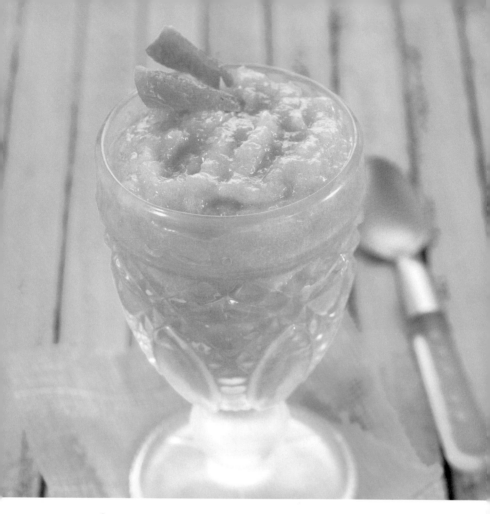

Mousse de pera y melocotón

• Cortar los orejones secos a trozos y cocerlos 10 minutos con ½ taza de agua, una pizca de sal y la vainilla.
• Añadir los melocotones y las peras y cocer 7 minutos más.
• Raspar la vainilla con un cuchillo en punta e integrar su esencia/polvo a la fruta cocida.
• Pasar por la batidora, hasta conseguir la consistencia deseada.
• Decorar con unas hojas de menta fresca y servir con algo crujiente como almendras laminadas tostadas o galletas sin azúcar.

INGREDIENTES:

2 peras y 4 melocotones maduros cortados a trozos

½ taza de orejones secos

½ c.p. de ralladura de limón

pizca de sal

½ vaina de vainilla abierta

menta fresca

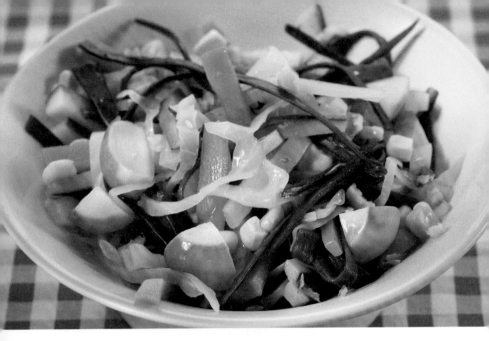

Ensalada tibia con espagueti de mar

INGREDIENTES:

Espagueti de mar

jugo concentrado de manzana

calabacín y zanahorias (en cerillas)

col blanca (en tiras finas)

rabanitos (en cuartos)

maíz

vinagre de umeboshi

Vinagreta:

nueces (troceadas)

mugi miso

jugo concentrado de manzana

aceite de oliva

ralladura de naranja (al gusto)

• Colocar el alga en una cazuela y cubrirla con agua fría para dejarla en remojo 20 minutos. Tirar el agua. Cubrir la mitad del volumen del alga con agua, añadir jugo concentrado de manzana. Cocer con tapa a fuego medio-bajo 30 minutos o hasta que esté tierna y se haya evaporado el agua.

• Hervir agua con una pizca de sal. Añadir los calabacines y la col blanca y hervirlos a fuego fuerte sin tapa 2 minutos. Colar la verdura, pasarla por agua fría y escurrirla. En la misma agua escaldar los rabanitos 15 segundos. Escurrirlos bien y añadir unas gotas de vinagre de umeboshi. Mezclar todas las verduras con las algas.

• Tostar las nueces ligeramente en una sartén seca a fuego medio, moviendo constantemente con una espátula de madera. Hacerlas puré en un mortero y añadir los demás ingredientes de la vinagreta. Mezclarlas bien y añadir un poco de agua hasta conseguir la consistencia deseada. Servir aparte.

Sopa de garbanzos y mijo

• Poner a remojo los garbanzos y, separadamente, el mijo, mondado y lavado, durante una noche; cocerlos en su agua con el laurel y el romero.
• Lavar y cortar las zanahorias y el apio a cuadraditos (guardando a parte las hojas del apio), machacar en el mortero el ajo; calentar el aceite en una sartén y saltear las zanahorias, el apio y el ajo, añadirlos a la sopa y dejar cocer.
• En el momento de servir, adornar con las hojas del apio y condimentar con shoyu.

INGREDIENTES:

1 taza y media de garbanzos

1 taza de mijo

1 hoja de laurel

1 ramita de romero

2 zanahorias

1 tallo de apio

1 diente de ajo

agua

1 cucharadita de aceite de sésamo

shoyu

Sopa de cebada y lentejas

• Lavar las lentejas, dejarlas a remojo durante una noche; hacer lo mismo con la cebada. Cocerlas juntas con su agua y las setas.
• A cocción terminada rallar sobre cada porción un poco de jengibre.

INGREDIENTES:

1 taza y media de lentejas verdes

1 taza de cebada descortezada

1 cucharada de setas secas shiitake

agua

jengibre

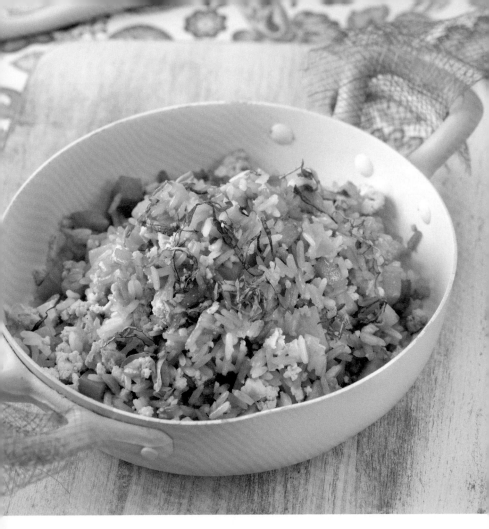

Risotto con calabaza

INGREDIENTES:

1 taza de arroz

3 tazas de agua

1 pellizco de sal

1 cebolla

1 trozo, a gusto, de calabaza amarilla

1 cucharada de tofu

shoyu

• Lavar el arroz, cortar la cebolla a media luna y la calabaza a cuadraditos, poner en el fondo de una cazuela la cebolla, poner por encima la calabaza y el arroz. Añadir el agua lentamente y dejar cocer con rompellamas y con la cazuela tapada.

• Romper el tofu con un tenedor y añadirlo al arroz en la mitad de la cocción. Al terminar de cocer condimentar con shoyu, mezclar y servir.

Calabaza al horno

• Calentar el horno hasta alcanzar una temperatura media, engrasar el fondo de una pyrex, disponer los trozos de calabaza con la corteza (las semillas conservarlas para algún tentempié), añadir el agua, alguna gota de shoyu y el romero.
• Tapar y poner en el horno durante una hora.

INGREDIENTES:

4 trozos grandes de calabaza amarilla

aceite de sésamo

un cuarto de taza de agua

shoyu

1 ramita de romero

Berza rellena

• Asar las castañas en la sartén, pelarlas quitando también la peladura interna.
• Enjuagar los hongos y ponerlos en remojo en una taza de agua para que se ablanden. Lavar la berza y escaldarla entera en agua hirviendo durante algunos minutos.
• Cocer en la misma agua la mitad de las castañas, colarlas y aplastarlas con el aplasta-patatas.
• Pelar las cebollas y cortarlas finamente, sofreír con el aceite y añadir los hongos troceados, con su agua, las castañas machacadas y la otra taza de agua. Dejar cocer con la cazuela tapada hasta la total absorción del agua.
• Deshojar delicadamente la berza, sin arrancar las hojas, y rellenarla con la salsa de cebollas, hongos y castañas, volverla a componer y atarla con cuerda para asados, engrasar el fondo de una cazuela con la misma medida de la berza, poner la berza y componer alrededor las castañas enteras restantes.
• Cocer con rompellamas y con el fuego al mínimo y con la cazuela tapada durante una hora añadiendo de tanto en tanto un poquito de agua para que no se pegue; apagar y dejar reposar 15 minutos antes de servir.

INGREDIENTES:

1 berza hermosa

1 taza de hongos secos

4 cebollas

3 tazas de castañas

2 cucharaditas de aceite de sésamo

2 pellizcos de sal

2 tazas de agua

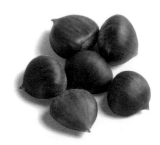

Milhojas de calabaza

INGREDIENTES:

200 g de calabaza dulce

6 tiras de tempeh de garbanzos macerado

1 boniato

6 cucharadas de mostaza

1 cebolla roja

aceite de oliva virgen extra

sal y pimienta

- Cortar la calabaza en 12 lonchas finas (reservar).
- Cocinar el boniato, mezclar con la mostaza y un chorrito de aceite de oliva, triturar.
- Precalentar el horno, y cocer durante 20 minutos a 180°C.
- Colocar en una lata de horno, una cama de calabaza, seguida de una de tempeh, cubrir con la crema de boniato, sobre esta otra de calabaza y una de tempeh, y boniato terminar con una de calabaza.
- Hornear durante 20 minutos a 180 °C o hasta que la calabaza esté blanda.

Servir con cebolla roja salteada.

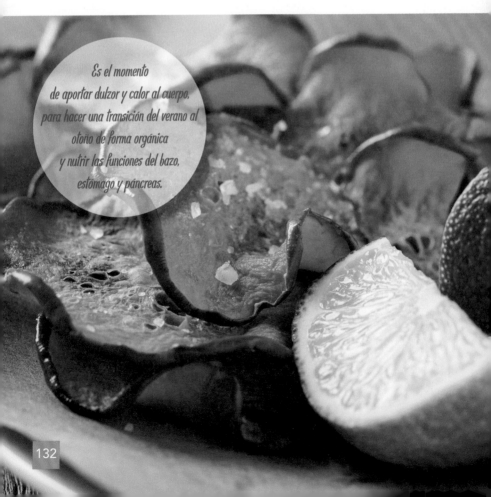

Es el momento de aportar dulzor y calor al cuerpo, para hacer una transición del verano al otoño de forma orgánica y nutrir las funciones del bazo, estómago y páncreas.

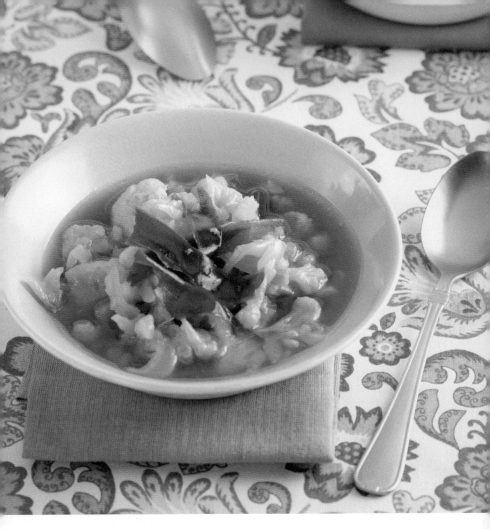

Sopa de coliflor

• Lavar la kombu y ponerla en remojo con el agua durante 5 minutos, ponerla en el fuego y hervir otros 5 minutos.

• Lavar la coliflor y cortarla, lavar y cortar la berza a tiras y las cebollas en tiras finas; calentar el aceite en una cazuela y saltear las verduras algún minuto; añadir la kombu con su caldo hirviendo. Cocer 15 minutos.

• Añadir alguna gota de tamari y cocer otros 10 minutos; servir.

INGREDIENTES:

1 coliflor pequeña

2 cebollas

2 hojas de berza

3 cm de alga kombu

3 tazas de agua

2 cucharaditas de aceite de sésamo

tamari

Crema de calabaza con chips de chirivía

INGREDIENTES:

3 cebollas (cortadas a medias lunas)

1/2 calabaza pequeña (pelada y cortada en cubos)

2 cs. de aceite de oliva virgen extra

1 hoja de laurel

sal marina

1 chirivía (cortada en rodajas muy finas)

Decoración:

perejil (cortado fino)

• Saltear las cebollas con el aceite, el laurel y una pizca de sal durante 12-15 minutos, sin tapa y a fuego medio.
• Añadir la calabaza, sal y agua que cubra un tercio del volumen de las verduras. Llevar a ebullición y bajar a fuego medio. Cocer con tapa durante 20 minutos. Retirar el laurel.
• Hacer puré hasta conseguir una consistencia cremosa. Añadir agua si hace falta. Decorar con perejil y servir.

Chips de chirivía:
• Preparar varias bandejas con papel absorbente. Calentar el aceite para freír. Rebozar las rodajas muy finas y secas de chirivía con la harina blanca. Verter en el aceite varias rodajas y freir durante unos segundos, hasta que queden crujientes. Secar encima del papel absorbente. Servir inmediatamente con la crema de calabaza.

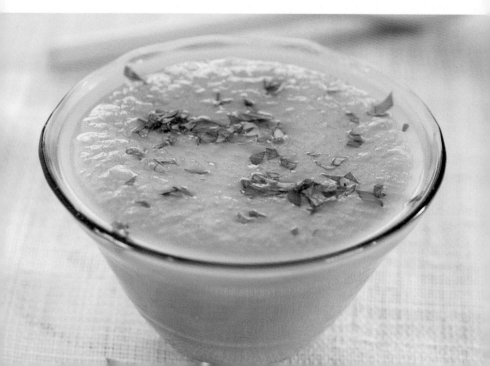

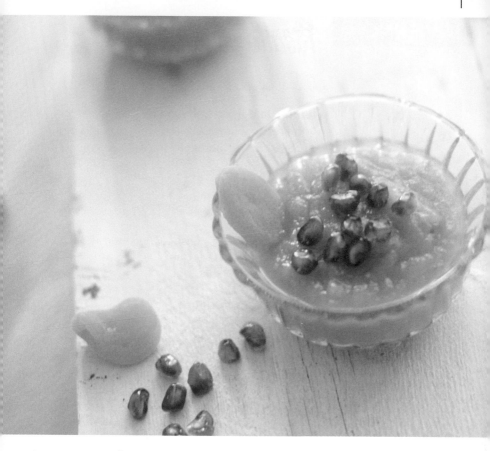

Manteca de manzana

• Colocar todos los ingredientes en una olla. Hervir, tapar, reducir a medio fuego y cocinar hasta que se ablande. Hacer puré y devolver a la cacerola.

• Cocinar al mínimo revolviendo de vez en cuando hasta que el puré espese, tome color marrón oscuro y no quede más líquido.

• Añadir un puñadito de granadas, al gusto.

INGREDIENTES:

2 tazas de zumo de manzana

pizca de sal marina

1,5 kg manzanas lavadas, peladas y cortadas a trozos sin la parte central

la cáscara de medio limón bio

Risotto con apio

INGREDIENTES:

1 taza de arroz

3 tazas de agua

1 pequeño apio de raíz

un cuarto de taza de alga dulse

shoyu

• Lavar el apio de raíz y cortarlo a cerillitas, poner a remojo la dulse y poner en una cazuela con el arroz, verter el agua (incluida la de remojo de la alga).
• Cocer. En el momento de servir condimentar con shoyu.

Mijo y calabaza

INGREDIENTES:

2 tazas de mijo

7 tazas de agua

1 cebolla

1 trozo a gusto de calabaza amarilla

1 ramita de romero

1 cucharada de tofu

3 pellizcos de sal

1 cucharadita de aceite de sésamo

shoyu

• Cortar la cebolla a rodajas y la calabaza a cuadraditos, enjuagar el mijo.
• Hervir el agua, saltear en la sartén con el aceite y el romero la cebolla y la calabaza durante 5 minutos, añadir el mijo, verter el agua hirviendo, salar, poner la tapa y dejar cocer a fuego bajo 15 minutos.
• Mezclar y añadir el tofu aplastado con un tenedor, cocer durante otros 10 minutos, condimentar con shoyu y servir.

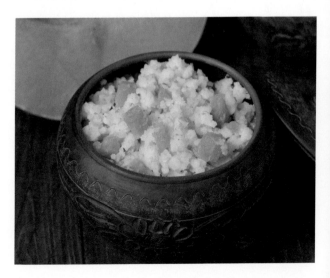

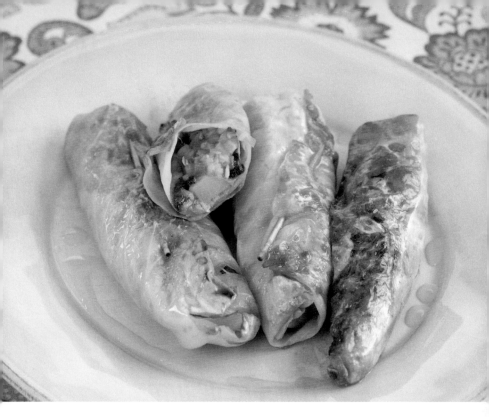

Rollitos de trigo sarraceno

• Lavar y escaldar las hojas de col en poca agua, durante algún minuto, para ablandarlas; poner los hongos secos a remojo, lavar y cortar la zanahoria, la cebolla y el apio a cuadraditos.

• Colar las setas y cortarlas en tiritas; hervir las 3 tazas de agua; engrasar el fondo de una cazuela y saltear durante 5 minutos las verduras a cuadraditos y los hongos.

• Añadir el sarraceno, mezclar un par de veces y verter el agua hirviendo, salar, poner la tapa, bajar el fuego y dejar cocer con rompellamas durante 30 minutos.

• Colar todo y dejar enfriar; poner el relleno dentro de las hojas de col, enrollarlas y cerrarlas con un palillo, disponer los rollitos en una fuente y añadir dos dedos de agua y un poco de shoyu.

• Cocer a fuego medio durante una media hora, dándole vueltas con cuidado de tanto en tanto.

INGREDIENTES:

1 taza y media de trigo sarraceno

3 tazas de agua

media cebolla

1 zanahoria

medio tallo de apio

un cuarto de taza de setas secas

4 hojas de col

3 pellizcos de sal

aceite

shoyu

Sopa de lentejas

INGREDIENTES:

10 cm de kombu

1 cebolla

1 zanahoria

1 tallo de apio

1 taza de lentejas verdes

6 tazas de agua

2 hojas de laurel

tamari

• Poner a remojo la kombu, lavada, durante 10 minutos; cortarla a trocitos regulares; lavar y cortar el apio y la cebolla a cuadraditos y la zanahoria a cuartos de rodaja.
• Enjuagar las lentejas; poner en una cazuela la kombu, la cebolla, el apio, la zanahoria, las lentejas y el laurel; verter el agua sin alterar las capas.
• Cocer con rompellamas y con la cazuela tapada durante 45 minutos a fuego moderado. En el momento de servir condimentar con tamari.

Menestra de arroz

INGREDIENTES:

1/2 taza de arroz

4 tazas de agua

1 pellizco de sal

5 cm de kombu

algunas hojas de col

media taza de garbanzos cocidos

1 zanahoria

1 cebolla

1 nabo

tamari

• Poner en remojo la kombu, lavada, durante 10 minutos; lavar y cortar las hojas de col a tiras, la zanahoria, la cebolla y el nabo a cuadraditos; colar y cortar el alga kombu en forma de losange (rombo), disponerla en el fondo de una cazuela y poner por encima el nabo, la cebolla, la zanahoria, la col, los garbanzos y el arroz, verter el agua lentamente.
• Poner en el fuego con rompellamas, tapar y dejar cocer; en el momento de servir condimentar con tamari.

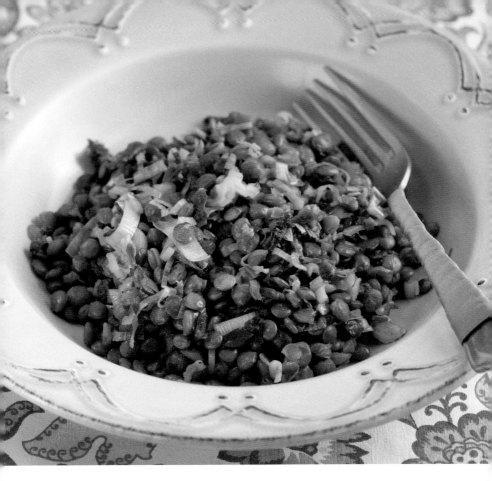

Lentejas con nueces

• Poner en remojo el alga dulse durante 5 minutos, pelar las cebollas y cortarlas a media luna, aplastar las nueces en el mortero en trozos gruesos, colar la dulse (conservando el agua) y cortarla a trocitos.

• Saltear en el aceite las cebollas con la dulse durante algún minuto, añadir las lentejas, las nueces y el agua de la alga; dejar cocer hasta que se absorba el líquido; en el momento de servir condimentar con shoyu.

INGREDIENTES:

2 tazas y media de lentejas cocidas

3 cebollas

media taza de nueces peladas

un cuarto de taza de dulse

1 taza de agua

3 cucharaditas de aceite de sésamo

shoyu

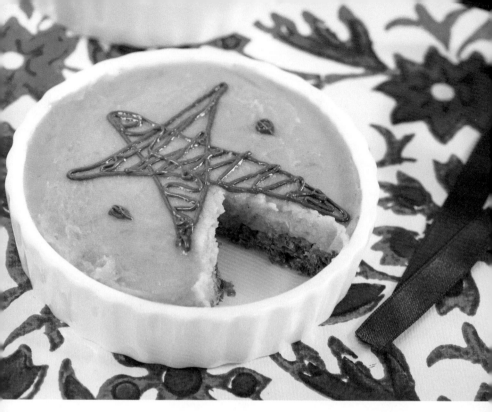

Tarta de boniato y algarroba

INGREDIENTES:

2-3 boniatos pelados y troceados

3 c.s. de pasas o albaricoques secos

1 manzana pelada y troceada

sal marina

½ vaina de vainilla partida por la mitad

1 c.s. de copos de agar agar

1 c.s. de ralladura de naranja

pan germinado

crema de algarroba y avellana

• Colocar los boniatos, manzana, pasas, sal , Agar Agar y vainilla en una cazuela con un fondo de agua. Llevar a hervir y reducir al fuego medio-bajo. Cocer durante 20 minutos.

• Cortar el pan germinado y forrar la base de un molde con las rodajas.

• Cuando los boniatos estén hechos, sacar la vainilla. Rasparla con un cuchillo en punta y añadir su esencia/polvo al cocido de boniato y manzana. Hacer puré.

•Añadir la ralladura de naranja y mezclar bien. Verter el puré sobre el molde de pan germinado y dejar enfriar.

• Calentar varias cucharadas de crema de algarroba con cuidado (no mezclar mucho) con un poco de agua, hasta obtener la consistencia deseada.

• Decorar la tarta con la crema de algarroba diluida y servir.

Tarta de crema de castañas

• Lavar las castañas con la cáscara, cocerlas durante una media hora, quitarlas del fuego y dejar enfriar, pelarlas y conservar a parte 5 para adornar.

• Poner en el frigorífico 7 o 8 cucharadas del agua de cocción (que servirán para la pastaflora). Poner el horno a 230 °C.

• Deshacer la agar-agar en un cazo con dos tercios de taza del agua de cocción de las castañas, poner en el fuego y hervir, bajar el fuego y hervir 5 minutos, mezclando de vez en cuando.

• Quitar del fuego, poner en una batidora las castañas, la malta de arroz y la de cebada, el tofu, la sal, la vainilla, el limón y la agar-agar deshecha.

• Batir bastante y dejar reposar.

• Mezclar en un bol la harina con la sal, añadir lentamente, a chorrito, el aceite y, mezclar con un tenedor; añadir el agua fría mezclando constantemente.

• Amasar hasta obtener una buena consistencia; poner la masa en un molde y taparlo con un paño húmedo, después ponerlo en el frigorífico durante 20 minutos.

• Después de haberla sacado del frigorífico, extender la masa con un rodillo obteniendo un disco de 20 o 25 cm de diámetro, disponer en un molde (sin engrasarlo) y cocer en el horno durante 20 minutos en la parte más baja.

• Sacar del horno, volver a batir la crema y verterla sobre la tarta parcialmente cocida. Cortar por la mitad, por lo largo, las castañas que habíamos dejado aparte y disponerlas a gusto sobre la crema.

• Volver a poner al horno y dejar que cueza otros 15 minutos; sacar del horno y dejar enfriar. Servir la tarta a temperatura ambiente y conservarla después en el frigorífico.

INGREDIENTES.

Para la crema:

1 taza y tres cuartos de castañas frescas

2 tazas y media de agua

2 tazas de tofu desmigado

un cuarto de taza de malta de cebada

un tercio de taza más 4 cucharaditas de malta de arroz

1 cucharada de agar-agar

1 cucharadita de arrurruz

4 cucharaditas de vainilla

un pellizco de sal

media cucharadita de zumo de limón

agua

Para la pastaflora:

1 taza y media de harina

un cuarto de taza de aceite de maíz

7 o 8 cucharadas de agua de castañas frías

un pellizco de sal

Calabaza y rábano

INGREDIENTES:

1 trozo de calabaza
a gusto

2 zanahorias

15 cm de kombu

10 cm de rábano

1 pellizco de sal

agua (la que haga falta)

tamari

• Poner a remojo la kombu durante 10 minutos; cortar la calabaza a trozos un poco grandes (4 cm); lavar y cortar el rábano a medias lunas gruesas, colar la kombu y cortarla a cuadraditos, lavar y cortar las zanahorias a cuadraditos.

• Disponer en una cazuela la kombu, poner por encima el rábano, la calabaza y las zanahorias, salar y añadir 2 dedos de agua de remojo de la alga, poner la tapa y hervir.

• Bajar el fuego y dejar cocer hasta que las verduras estén blandas, añadir alguna gota de tamari y evaporar todo el líquido, mezclar y servir.

Trucha al horno

INGREDIENTES:

1 trucha (o más, si son
pequeñas)

3 cucharadas de agua

3 cucharadas de shoyu

aceite

salsa al jengibre

• Poner la temperatura del horno a 200 °C, limpiar y lavar la trucha, marinarla durante una hora en una mezcla de agua y shoyu. Engrasar el fondo de una pyrex, disponer la trucha y poner al horno con tapa. (Por lo que ser refiere al tiempo de cocción hay que regularse según las dimensiones de la trucha).

• Para la salsa: un cuarto de taza de raíz de jengibre fresca, cortada tipo cerillitas, 30 cm de kombu, 1 taza de agua, 1 cucharada de shoyu.

• Poner en remojo la kombu durante una hora, colarla y cortarla en tiritas finas, ponerla en una cazuela con su agua, el jengibre y el shoyu. Hervir, bajar el fuego y dejar cocer durante 40 minutos, con rompellamas, hasta la total absorción del líquido. Basta una cucharadita por persona.

Hinojos salteados al miso

- Lavar y cortar los hinojos en gajos guardando la parte verde para adornar.
- Pelar y cortar la cebolla a rodajas; saltear en el aceite algún minuto, añadir los hinojos, tapar la cazuela y dejar cocer con el fuego al mínimo durante 20 minutos, dando vueltas de vez en cuando.
- Deshacer en poca agua el miso y verterlo sobre los hinojos, quitar del fuego y adornar con la parte verde de los hinojos.

INGREDIENTES:

4 hinojos

1 cebolla

1 cucharadita de aceite de sésamo

1 cucharadita de miso

Tarta de arroz y pasas con salsa de avellanas

- Lavar las dos tazas de arroz, ponerlo en una cazuela con el agua y la uva pasa, cocer hasta obtener una masa cremosa, apagar y dejar enfriar.
- Una vez templada poner la crema en una cacerola apenas engrasada.
- Machacar en el mortero las avellanas y tostarlas durante 5 minutos. Poner el tofu en un cesto de cocción a vapor y sumergirlo en una cazuela con agua, hervir, apagar y sacar el tofu; aplastarlo con una espátula para quitar el agua en exceso.
- Poner en un cazo el tahin con media taza de agua y hervir durante 2 minutos mezclando constantemente.
- Poner todos los ingredientes, menos las avellanas, en una batidora y batir mucho. Esparcir las avellanas sobre la tarta de arroz, verter por encima la crema de tofu. Podéis adornar con alguna avellana entera.

INGREDIENTES.

Para la tarta de arroz:

1 taza de arroz

1 taza de arroz dulce

5 tazas de agua

1 taza de uvas pasas

1 cucharadita de sal

aceite

Para la salsa de avellanas:

media taza de avellanas

tres cuartos de taza de tofu desmigado

media taza de agua

1 cucharadita de malta de arroz

2 cucharadas de tahin

2 cucharaditas de vainilla

1 cucharadita de pasta de umeboshi

un cuarto de cucharadita de sal

ESPECIALIDADES *Nigiri, las bolas de arroz*

Las bolas de arroz para personas que no tienen tiempo

Esta receta, tradicional y macrobiótica, tiene sus orígenes milenarios en Japón. Es una bola que llevaban los samuráis cuando viajaban. Comían una a la semana, y así mantenían el cuerpo limpio, la mente despierta y el espíritu en paz. Se mantenían activos sin generar toxinas ni necesitar más que un mínimo de energía. Las bolas de arroz ya se mencionaban por lo menos mil años atrás en los libros y se preparaban aplicando los conocimientos del yin y del yang y el principio único de la energía.

En Japón las bolas Nigiri son un alimento imprescindible para degustar bajo los almendros en flor en primavera, durante las actividades deportivas y en salidas a la montaña o a pasear. Existen muchos tipos de bola nigiri, tantos como seamos capaces de inventar, siempre que mantengamos los criterios de polarización yin y yang dentro de una misma bola. También puede suceder que hagamos una bola con exceso de yin para compensar una comida o una situación yang.

La palabra «nigiri» se refiere a una acción que se lleva a cabo con ambas manos. Esta forma de preparación evoca la juventud, cuando nuestras madres preparaban nuestra comida con las manos llenas de amor.

Este tipo de cocina suele llevarse a cabo con los alimentos ya preparados que nos han sobrado del día anterior.

Es una forma de mezclarlos, hacerlos más nutritivos y sabrosos y simplificar el transporte.

Esta bola sirve para comer en el lugar de trabajo, en casa, cuando vamos de viaje, en la playa, en el cine, en el campo de fútbol, en montañismo, si queremos seguir dietas curativas o de adelgazamiento, etc. A partir de este sistema de bola tradicional podemos ir haciendo nuestras propias creaciones, que serán una variante de la clásica bola.

Elaboración de las bolas de samurái (receta de Loli Curto)

La bola de arroz «samurái» se hace a partir de arroz cocido unos 50 minutos con alga kombu y un poquito de sal.

1) Se toma una porción de este arroz con las manos bien limpias y ligeramente humedecidas con un poco de agua (fer imágenes). El truco para hacer el nigiri consiste en humedecerse las manos para que el arroz no se quede pegado al moldear las bolas. Casualmente, la cantidad que nos cabe en el puño es la adecuada para nuestro organismo.

El arroz se pasa de una mano a la otra y la bola se aprieta con las dos manos hasta que el arroz se vuelve pegajoso y los granos se enganchan unos con otros, formando una sola masa compacta. Cuando hemos conseguido la forma redonda y una textura compacta, hundimos el dedo índice en la bola hasta llegar al centro,

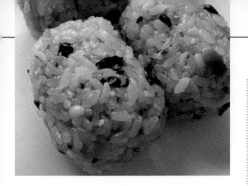

haciendo un túnel en el que introduciremos una pequeña ciruela umeboshi (o media) que colocaremos en el centro de la bola.

A continuación volvemos a manipular la bola con las manos hasta cerrar el centro con el umeboshi (hoy en día pueden usarse guantes de látex).

2) El siguiente paso consiste en cortar una hoja de nori en cuatro trozos simétricos, es decir, primero por la mitad y de nuevo la mitad. Con las manos ligeramente húmedas, colocamos un cuarto de nori cubriendo la mitad de la bola, procurando que las puntas o los picos queden bien adheridos al arroz. Luego cogemos otro cuarto de nori y lo colocamos en la parte descubierta de la bola, repitiendo la operación.

3) Entonces apretamos toda la bola para dejarla bien redonda y la colocamos encima de la esterilla de bambú para hacer sushi.

Esta esterilla la protege y evita que se deforme, y a la vez la conserva y nos sirve para transportarla en el bolso o en la maleta de viaje.

No necesita guardarse en el frigorífico y aguanta varios días. Antes podía durar mucho tiempo, porque los antiguos practicaban un conocimiento superior: saber elegir el agua adecuada para hacer el arroz, la fase de la Luna, etc.

Bola de azuki, kombu y calabaza

INGREDIENTES:

alga kombu, judía roja azuki, 1 pizca de sal, calabaza valenciana, semillas de sésamo.

• Ponemos en remojo las azuki durante unas horas con el alga kombu y sal.

• En la misma olla, las ponemos a cocer junto con la calabaza cortada en trozos muy grandes. Es importante calcular la cantidad de agua para que quede muy bien cocida ya la vez completamente seca. Una manera es cocinarla normalmente y colarla, aprovechando el caldo para una sopa de miso y poniendo la masa directamente en la sartén para acabar de secarla.

• Acto seguido se pone en el mortero japonés suribachi y se machaca. Con esta masa formamos bolas y las envolvemos en semillas de sésamo en un bol redondo.

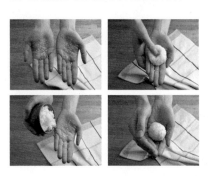

Boniatos y castañas glaseados con melaza de arroz

INGREDIENTES

6 boniatos rojos

4 cebollas moradas

100 g de castañas pilongas cocidas

2 cucharadas de aceite de oliva virgen extra

sal marina y pimienta

melaza de arroz

- Cocer los boniatos durante 15 minutos.
- Cortar los boniatos en cubos grandes.
- Cortar las cebollas por la mitad o en cuartos si son muy grandes.
- Añadir aceite a una sartén, rehogar las cebollas, los boniatos y las castañas.
- Seguir cociendo durante 5 minutos más sin dejar de remover. Condimentar con sal y pimienta al gusto.
- Bañar con melaza de arroz, dejar que se caramelice y servir inmediatamente.

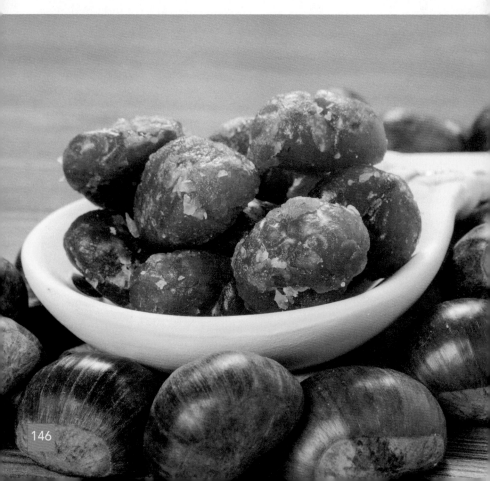

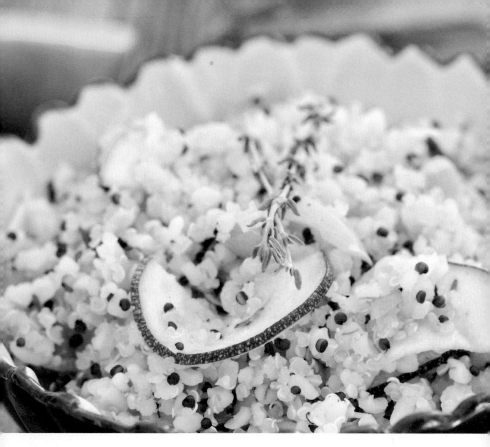

Quinoa real con maíz y calabacín

• Cortar la cebolleta y los calabacines a cuadritos.
• Saltear la cebolleta y el calabacín en un poco de aceite, incorporar la mostaza y mezclar bien.
• Agregar 3 vasos de agua y el maíz dulce, hacer hervir, añadir la quínoa. Cocer 10 minutos a fuego alto, 20 minutos a fuego mínimo.
• Rallar la remolacha y añadir un poco de zumo de limón.
• Servir la quínoa con la remolacha fresca por arriba, junto a unas lonchas de aguacate salpimentado y las semillas de girasol.

INGREDIENTES:

1 vaso de quínoa real
3 vasos de agua
1 chorrito de aceite
1 calabacín tierno
1 cebolleta tierna
½ bote de maíz dulce (es importante para que una comida sea nutritiva que todos los ingredientes sean ecológicos, pero en el caso del maíz es imprescindible)
3 cucharadas de mostaza
1 remolacha firme
el zumo de un limón
semillas de girasol
pimienta
aguacate

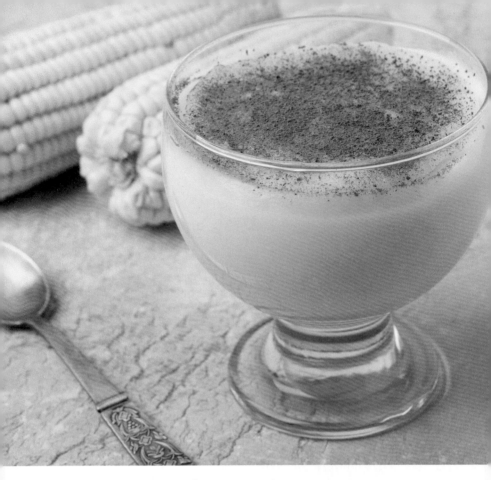

Natillas de polenta

INGREDIENTES:

1/3 de vaso de polenta de maíz

2 y ½ vasos de bebida de arroz

la ralladura de 2 limones

una astilla grande de canela

melaza de arroz al gusto

una pizca de sal marina

canela en polvo

- Disolver la polenta en la bebida de arroz, con la ralladura de limón y la pizca de sal.
- Cocer durante 30 minutos a fuego moderado removiendo de vez en cuando.
- Añadir la melaza de arroz.
- Dejar enfriar naturalmente.
- Una vez frío triturar con la batidora.

Servir en copas con canela en polvo y algún fruto rojo.

Sopa de trigo sarraceno

INGREDIENTES:

½ vaso de trigo sarraceno

1 trozo col repollo

1 zanahoria

un puerro pequeño

sal y un manojo de berros

- Llevar a hervir el trigo sarraceno en suficiente agua durante 15 minutos
- Cortar la verdura en trozos de 1 cm.
- Incorporar la verdura.
- Dejar cocer durante 10 minutos mas o hasta que la zanahoria esté blanda.
- Servir con los berros crudos.

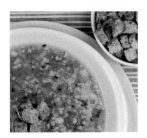

Croquetas de tempeh

INGREDIENTES

1 bloque de tempeh natural, 1 cebolla cortada a dados pequeños

½ zanahoria rallada

1 diente de ajo fileteado

1 cucharada de vinagre de manzana

ralladura de lima

3 cucharadas de harina de trigo sarraceno

una hoja de tomillo

sal y aceite de oliva virgen extra

- Cocer durante 5 minutos el tempeh con una pizca de sal
- Eliminar el líquido de la cocción y reservar.
- Cortar la cebolla en cubos pequeños.
- Rehogar en una sartén, la cebolla, el ajo, la zanahoria, las hierbas y la sal durante 3 minutos.
- Triturar el tempeh con un tenedor, incorporar el rehogado y la ralladura de lima.
- Disolver la harina de trigo sarraceno con el vinagre. Incorporar al resto de los ingredientes y aglutinar.
- Formar las croquetas y freír en generoso aceite.

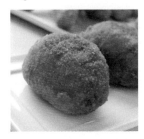

Sopa de maíz

INGREDIENTES:

1 cebolla cortada
en cuadritos pequeños

1 vaso de polenta
de maíz

1 zanahoria cortada
en cuadritos

una tira de 3 cm de alga
wakame cortadas en
trozos muy pequeños

3 setas shitake dejadas
a remojo

un puñado de cilantro

1 cucharada de aceite
de sésamo

shoyu

1 litro de agua

• Saltear en un poco de aceite las cebollas, junto con la zanahoria, las algas y las setas shitake.
• Añadir el agua y hacer un caldo sabroso.
• Mientras el caldo hierve, disolver poco a poco la polenta con una espumadera para que no se formen grumos.
• Dejar cocer durante 20 minutos a fuego bajo, en los últimos 5 minutos añadir el shoyu para condimentar. Servir con cilantro.

El maíz fue utilizado tradicionalmente en los países sudamericanos más calientes, como base de su sustento, proporcionándoles no sólo alimento estable sino también como medio orgánico de adaptación. El maíz tiene en sus componentes 10 partes de potasio por una de sodio, convirtiéndolo en un cereal refrescante y relajante.

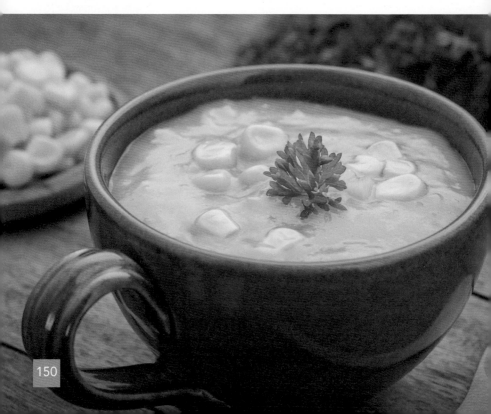

Glosario

• **Agar-agar:** es una alga gelatinosa que podemos encontrar en polvo, en copos o incluso en barritas. Se usa para hacer gelatinas y para espesar. Está siendo uno de los grandes hallazgos para la cocina convencional, y permite eliminar gelificantes convencionales que son poco recomendables.

• **Algarroba, harina de:** Algunos lo llaman también «el cacao saludable» porque carece de alguno de los inconvenientes del cacao convencional, con las xantinas y especialmente teobromina, un excitante más o menos emparentado a la cafeína del café. La macrobiótica no descubrió estas ventajas de la harina obtenida de las vainas del algarrobo (*Ceratonia siliqua*), tan asombrosamente parecida al cacao. pero sí que ha puesto énfasis en utilizarla, al igual que otros interesantes productos, más o menos olvidados, de las cocinas tradicionales de todo el mundo.

• **Amasake:** es una crema más o menos líquida o semiespesa, dulce, que se elabora a base de arroz o arroz dulce y koji. Sirve como endulzante para la preparación de postres o, más líquida, como bebida.

• **Arruruz:** es un almidón que se obtiene de la raíz de la maranta arun-

dinacea. Sirve como espesante, normalmente en polvo, para salsas o gelatinas o flanes.

• **Azuki:** son pequeñas alubias duras y rojas símiles a la soja (se la ha llamado también «soja roja») originaria del Japón. Es extraordinariamente rica en proteínas y una auténtica bendición medicinal para los riñones que, insistimos, son las auténticas «pilas» del organismo.

• **Bancha:** hojas y ramitas de plantas de té de al menos 3 años. Respecto al té común carece de colorantes y tiene un bajísimo contenido de teína.

• **Daikon:** conocido también como «rábano gigante japonés» es una planta perteneciente a la familia de las crucíferas. La raíz puede alcanzar una longitud de medio metro. Se usa como verdura o como condimento por su propiedad de deshacer los depósitos de grasa, como el colesterol y la celulitis. La raíz, cortada y seca, se encuentra en los comercios especializados.

• **Genmaisu (o genmai su):** vinagre de arroz ecológico. El miso genmai es pasta de soja y arroz integral fermentada con semillas de koji en tinajas de cedro durante más de un año.

• **Gomasio:** es un condimento que todos podemos preparar en casa. Se machacan finamente semillas de sésamo (blanco, negro, etc.) suavemente tostadas y sal marina. Tradicionalmente se utiliza un mortero tradicional («suribachi»), pero podemos hacerlo con el utensilio que prefiramos. Se vende también ya preparado, sin bien hacerlo al momento le da más frescura y nos garantiza que mantenemos todas sus las magníficas propiedades de esta gran semilla.

• **Jengibre:** es una raíz aromática y picante (yin) que se puede rallar fresca sobre los alimentos. Deshace los depósitos de grasa y facilita la digestión de los alimentos animales, de fritos y alimentos aceitosos.

• **Kasha:** es el nombre japonés del trigo sarraceno tostado.

• **Koji:** Arroz, cebada o soja cocidos y fermentados por inoculación de Aspergillus oryzae y después secados. Se usa para la preparación del amasake, del miso y de las salsas de soja.

• **Kukicha (té):** El té Kukicha se obtiene a partir de hojas de más de tres años tostadas sobre fuego. Es muy popular en la alimentación macrobiótica en Japón.

• **Kuzu:** es un almidón alcalino extraído de la raíz de la pueraria. Se asegura que respecto al arruruz es menos necesario, pero tampoco es cosa de establecer competiciones entre alimentos. Posee una acción curativa sobre todo el aparato intestinal.

• **Miso:** es un condimento a base de soja, sola o con cereales; es salado y fermentado y rico en enzimas.

• **Mochi:** es una crema de arroz dulce, cocido y machacado, que podemos convertir en un postre magnífico y saludable. Hay quien lo adereza con un poquito de canela.

• **Mu (té):** bebida muy yang obtenida por infusión de una mezcla de hierbas entre las cuales está la raíz de la peonía, raíz de perejil, canela, jengibre, raíz de ginseng, renania y almendra de melocotón.

• **Pickles. Salmuera:** es un método de conservación de los alimentos, a los cuales se hace fermentar bajo sal, con miso o tamari, o bien con salvado y sal. Normalmente se utiliza cebolla, zanahoria, etc.

• **Seitán:** una de las proteínas vegetales más populares. El seitán es el gluten de trigo cocido en agua y tamari y, a veces, con kombu. Con él es posible imitar la carne de origen animal de forma extraordinaria, tanto en aspecto como en textura y sabor. Desde una salsa boloñesa hasta cualquier rebozado o asado con carne, probad con el seitán: los comensales os los agradeceran. Si preparáis seitán en casa procurad no pasaros con el tamari, ya que entonces da un resultado demasiado salado.

• **Sencha:** té verde japonés de exquisita fragancia y aroma refrescante.

• **Shiitake:** La seta shiitake (Lentinula edodes) es tradicional en Japón, Corea y algunas zonas de China, y sus efectos son muy beneficiosos para el organismo. Se cultiva en regiones montañosas de Asia mediante técnicas tradicionales y desde hace unos treinta años se puede cultivar de forma generalizada. «shii» es un tipo de árbol donde crece naturalmente y «take» significa hongo o «seta».

• **Shoyu:** es un condimento o salsa a base de soja, trigo, agua y sal fermentado de 12 a 18 meses. Respecto al tamari, la otra gran salsa de soja, es más líquido y equilibrado y se presta al uso cotidiano.

• **Suribachi:** Mortero de cerámica con forma de tronco de cono con paredes interiores acanaladas. Se usa junto a un majadero de madera cilíndrico para moler semillas, sal y para reducir a papilla los ingredientes para cremas o salsas.

• **Tamari:** condimento a base de soja fermentada naturalmente. En el comercio existen tipos obtenidos mediante elaboración industrial con azúcar y proteínas vegetales.

• **Tekka:** condimento salado preparado con algas y mismo y que se normalmente se utiliza en polvo.

• **Tempura:** es lo más parecido a un "rebozado" (por ejemplo, rebozado o «témpura» de hortalizas). Método de cocción adecuado para verduras, algas, pescado o tofu. Cortados en trocitos se introducen en una masa

para rebozar, de agua y harina, y se fríen en abundante aceite.

• **Tofu:** es una especie de «queso» obtenido de la coagulación de la leche de soja con nigari (un concentrado duro y cristalizado de sal marina).

Se presenta en trozos de color blanco, símiles al queso fresco, que se conservan en el frigorífico dentro de agua y durante no más de 7-10 días.

Es un alimento yin que no se presta a un consumo cotidiano generalizado, pero como alimento es versátil (se dice que al no tener ningún sabor puede poseerlos todos) y resulta de fácil digestión y asimilación si se elabora convenientemente.

• **Umeboshi:** son ciruelas (*Prunus Mume*) secas y maceradas bajo sal y hojas de shiso (*Laminum purpureum*), de 3 a 6 meses. Son muy alcalinas, facilitan la digestión y son curativas para el intestino.

• **Wasabi:** polvo de daikon, el rábano japonés. Suele servirse junto al pescado crudo (sushi, sashimi) y unos buenos tallarines de soba (los fideos tradicionales). Para prepararlo se le va añadiendo agua hasta formar una pasta. También se conoce como «mostaza japonesa».

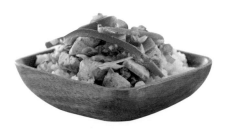

Índice de recetas

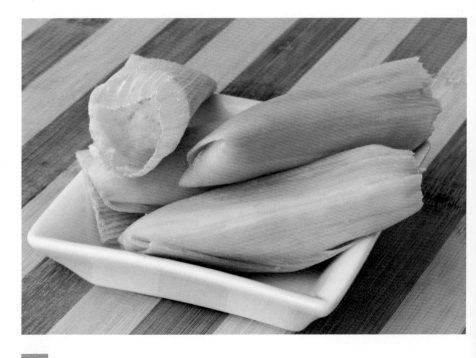

Términos equivalentes en España y Latinoamérica

A

Aguacate: palta, panudo, sute.
Alcachofas: alcauciles.
Albaricoque: chabacano, damasco, prisco.
Aliño: adobo, condimento.
Alubia: judía blanca, habichuela, poroto.
Asadura: achuras.
Azafrán: camotillo, cúrcuma, yuquillo.

B

Bechamel: besamel, salsa blanca.
Berro: balsamita, mastuerzo.
Bizcocho: biscote, bizcochuelo.
Bocadillo: emparedado, sándwich.
Brécol: brecolera, brócul, brócoli.
Brochetas: pinchitos, pinchos.

C

Cacao: cocoa.
Calabacín: calabacita, hoco, zapallito.
Calabaza: zapallo.
Canela en polvo: canela molida.
Cilantro: culantro, coriandro.
Ciruelas pasas: ciruelas secas.
Clavo de especias: clavo de olor.
Cogollo: corazón.
Col: repollo .
Col lombarda: col morada.
Coles de Bruselas: repollitos de Bruselas.
Condimento: adobo, aliño.
Confitura: dulce, mermelada.

Crepe: crepa, panqueque.
Cúrcuma: azafrán, camotillo, yuquillo.
Curry: carry.
Cuscús: alcuzcuz.
Champiñón: callampa, hongo.

E

Empanada: empanadilla.
Endibia: alcohela, escarola.
Enebro:junípero, grojo, cada.
Escalibados: asados, a la brasa.
Escarola: alcohela, endibia
Espaguetis: fideos largos, tallarines.
Estragón: dragoncillo.

F

Fresa: amiésgado, fraga, frutilla, metra.

G

Guisante: arveja, chícharo.

H

Habas: fabas.
Hamburguesas: doiches.
Harína: harina de trigo.
Harína de maíz: fécula de maíz.
Hierbabuena: menta fresca, yerbabuena.
Higo: breva, tuna.
Hínojo: finojo, finoquio.

J

Jengibre: cojatillo.
Judías verdes: chauchas, peronas, porotos verdes.

Judía blanca: alubia, habichuela, poroto.
Jugo: zumo.

L
Levadura en polvo: polvo de hornear.

M
Macarrones: amaretis, mostachones .
Maicena: harina de maíz.
Maíz: abatí, guate, mijo.
Maíz tierno: choclo, elote.
Mandarina: clementina.
Mazorca: panocha.
Melocotón: durazno.
Menta fresca: yerbabuena, hierbabuena.
Mermelada: confitura, dulce.
Mijo: abatí, guate, maíz.

N
Nabo: coyocho, naba.
Natilla: chunio.
Nuez moscada: macis.

O
Oliva: aceituna.
Olla: cocido, puchero.

P
Pan integral: pan negro.
Patata: papa.

Pepino: cohombro.
Perifollo: cerafolio.
Pimentón: color, paprika.
Pimiento: ají.
Piña: ananá.
Plátano: banano.
Polenta: chuchoca, sémola de maíz.
Puerro: ajo puerro, porro, poro.

R
Rábano: rabanito.
Ravioles: raviolis.
Remolacha: beterraga, betabel.

S
Sémola de maíz: chuchoca, polenta.
Soja: soya.

T
Tarta: torta.
Tartaletas: tortitas, tortas pequeñas.
Taza de café: pocillo de café.
Tomate: jitomate.
Tomillo: ajedrea, hisopillo.

U
Uva pasa: pasita.

Z
Zumo: jugo.

Para saber más

Bibliografía
• *Algas, las verduras del mar.*
Montse Bradford. Ed. Océano Ámbar.
• *Cuisine pour une vie nouvelle.*
H. Magarinos. Editions Debard.
• *Disfruta de la macrobiótica.*
Loli Curto. Ed. Océano Ámbar.
• *El libro de la macrobiótica.*
Michio Kushi. Ed. Edaf.
• *El Libro de las proteínas vegetales.*
Montse Bradford. Ed. Océano.
• *El Zen Macrobiótico.*
Georges Ohsawa. Publicaciones GEA.
• *Introducción a la macrobiótica.*
Jacques Mittler. Ed. Martínez Roca.
• *Konstitutionsgemasse Ernährungs
- und Gesundheitsorientierung.*
Kiyozumi Kawano. Haug Verlag.
• *La cocina macrobiótica.*
Lima Ohsawa. Ed. Luzdivina.
• *La nueva cocina energética.*
Montse Bradford. Ed. Océano Ámbar.
• *La Macrobiotica in Occidente.*
G. Ferraro y S. Francardo. Edizioni Re
Nudo.
• *Macrobiótica, el camino
de la curación natural.*
Michio Kushi. Ed. Chakra.
• *Macrobiótica moderna.*
Simon G. Brown.Ed. Gaia.
• *Revitalízate!* Dr. Jorge Pérez-Calvo.
Ed. Integral RBA.
• *Seminario de Macrobiótica en
Barcelona.* Michio Kushi. Ed Hacer.

Cursos y actividades:
• Cursos de nueva cocina energética
de Montse Bradford, tel. 618 287 484
• Cursos de Macrobiótica y Feng Shui
por Loli Curto, tel. 610 432 486
• Instituto Macrobiótico de España
(Patricia Restrepo), tel. 650 577 618
• Esmaca, escola macrobiótica de Ca-
talunya. Xifré, 113 - 08026 Barcelona -
Tel 934 120 701

Agradecimientos:
Montse Bradford, Daniel Mayor,
Joana Palmero, Loli Curto y Patricia
Restrepo.

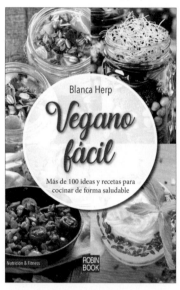
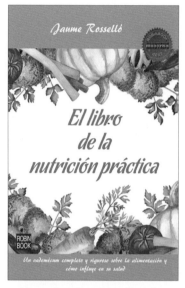